U0336274

Cognitive Behavioral Therapy Made Simple

10 Strategies for Managing Anxiety, Depression, Anger, Panic, and Worry

简约认知行为疗法十堂课

[美] 赛思·吉利汗博士（Seth J. Gillihan, PhD）著

韩冰 张冰 祝卓宏 译 祝卓宏 审校

中国青年出版社 CHINA YOUTH PRESS 中南文传

图书在版编目（CIP）数据

简约认知行为疗法十堂课：管理焦虑、抑郁、愤怒、恐慌和担忧／
（美）赛思·吉利汗著；韩冰，张冰，祝卓宏译.
—北京：中国青年出版社，2020. 8
书名原文：Cognitive Behavioral Therapy Made Simple: 10 Strategies for Managing Anxiety, Depression, Anger, Panic, and Worry
ISBN 978-7-5153-6070-6

Ⅰ.①简… Ⅱ.①赛… ②韩… ③张… ④祝… Ⅲ.①认知—行为疗法 Ⅳ.①R749.055

中国版本图书馆 CIP 数据核字（2020）第105350号

简约认知行为疗法十堂课：
管理焦虑、抑郁、愤怒、恐慌和担忧

作　　者：〔美〕赛思·吉利汗
译　　者：韩　冰　张　冰　祝卓宏
审　　校：祝卓宏
策划编辑：刘　吉
责任编辑：胡莉萍
文字编辑：翟平华
美术编辑：佟雪莹
出　　版：中国青年出版社
发　　行：北京中青文文化传媒有限公司
电　　话：010-65511270 / 65516873
公司网址：www.cyb.com.cn
购书网址：zqwts.tmall.com
印　　刷：天津光之彩印刷有限公司
版　　次：2020年8月第1版
印　　次：2020年8月第1次印刷
开　　本：787×1092　　1 / 16
字　　数：160千字
印　　张：14
京权图字：01-2019-1566
书　　号：ISBN 978-7-5153-6070-6
定　　价：49.00元

快速入门指南

本书是否适用于你？看看下面的描述，在那些符合你经常性感受的描述旁打钩。

☐ 我害怕下一次焦虑发作。

☐ 我有睡眠问题。

☐ 我对很多事情有不必要的担忧。

☐ 我感到紧张和焦虑，很难放松下来。

☐ 我对特定的事物或情境感到恐惧。

☐ 我回避需要做的事情，因为它们使我焦虑。

☐ 我对某些社会情境感到极度紧张或尽可能回避。

☐ 我对某情境似乎有过度的愤怒反应。

☐ 我不明白自己为什么这么生气。

☐ 我的愤怒情绪已经给我的关系造成了困扰。

☐ 我对曾经很享受的事情失去了兴趣。

☐ 我感到对任何事都没有期待。

☐ 我很难集中注意力和做决定。

☐ 我不喜欢我自己。

☐ 我很难找到我所需要的能量和动力。

如果你打了几个钩，那么这本书将可以使你获益。请继续阅读，了解什么是认知行为疗法，并在学习过程中学会成为自己的治疗师。

目　录

Contents

序　言 / 009

前　言 / 013

第一章　绪　论 / 017

认知行为疗法：起源	019
认知行为疗法的原则	022
认知行为疗法为何以及如何行之有效	024
如何自助	027
如何使用本书	032
本章小结与家庭作业	033

第二章　目标设定 / 035

设立激励性目标的好处	038
设立可达成的目标	038
实现目标	039
不是你，而是边缘系统使然	046
本章小结与家庭作业	049

第三章　行为激活 / 051

我们为什么会回避参加活动	054
行动改变情绪	055

实现目标的策略 056

运用行为激活达成目标 065

克服障碍 067

本章小结与家庭作业 072

第四章 识别和打破负性思维模式 / 075

想法的力量 078

如何识别功能不良的想法 079

记录你的想法 082

想法中的常见主题 086

打破负性思维模式 087

本章小结与家庭作业 091

第五章 识别和改变核心信念 / 093

我们为什么会有核心信念 096

识别核心信念 098

核心信念是如何产生的 101

建立新的核心信念 103

本章小结与家庭作业 110

第六章 保持正念 / 111

正念是什么 113

正念的好处 118

如何练习正念 120

开启冥想练习 121

行动中的正念 123

正念的迷思 124

本章小结与家庭作业 129

第七章　继续任务：克服拖延 / 131

你有拖延问题吗 133

是什么导致了拖延 134

打败拖延的策略 136

本章小结与家庭作业 146

第八章　应对担忧、恐惧与焦虑 / 147

什么是焦虑 150

恐惧的多种表现 152

应对担忧、恐惧与焦虑的策略 158

练习暴露疗法 166

本章小结与家庭作业 169

第九章　保持冷静：应对过度的愤怒 / 171

认识愤怒 174

愤怒的效用 176

是什么导致了过度的愤怒 177

应对愤怒，需要预先防控 178

本章小结与家庭作业 188

第十章　善待你自己 / 189

睡眠的重要性 193

滋养你的身体和大脑   196

让身体动起来   199

压力管理   200

渐进式肌肉放松训练   202

接触真实的世界   204

走出户外   205

服务他人   207

感恩   208

本章小结与家庭作业   211

结语：让生活继续 / 213

如果你依然感到困扰怎么办   216

接下来该做什么   217

最后一点想法   218

致　谢 / 221

关于作者   224

序　言

　　作为一种强有力的心理治疗手段，认知行为疗法（CBT）根植于一套连贯综合的情绪与行为关系的理论，这套理论提供了发现导致个体情绪问题根源的方法。同样重要的是认知行为治疗师们在过去40年里以理论为基础发展出来的治疗工具，各种各样的技术使治疗师们能够根据每个患者的特殊需求和偏好选择相匹配的干预手段。似乎认知行为疗法需要依靠技术娴熟的治疗师帮助患者识别他们独特的认知模式并选择和调整适用的治疗工具，所以如何以书籍的形式来呈现认知行为疗法的力量，相对来说，难度就显得有点高。赛思·吉利汗博士以通俗、简明且不失优雅的语言向每一位读者阐释这种疗法，帮助希望通过了解和处理自身局限而获得心理健康的读者架起了一座认知桥梁。

　　这本书所传递出的充满抚慰与自信的声音是我所欣赏的。2005

年，赛思成为我在宾夕法尼亚大学所教授和督导的认知行为疗法实践课程的第50位博士生。在教授认知行为治疗原理和实践课的35年中，我很荣幸地认识了一些令人钦佩的积极进取的年轻治疗师。他们的才华与学识以及对学习的坚持始终让我赞叹。而赛思的智慧和他与来自各行各业不同背景的人建立连接的能力给我留下深刻的印象。他拥有非凡的才能，不仅传承了我的导师们——史蒂芬·霍伦博士和亚伦·T·贝克博士授予我的学术精华，并且加进了他自己极具价值的洞见。

我第一次见识到赛思的天赋是在他当助理治疗师的时候，我观看了治疗会谈的视频录像，阅读了他的案例笔记，并且听了他对来访者一起治疗时所经历的成功（和挫败）的清晰明了的描述。现在，我看到一个依然勤奋上进的赛思·吉利汗，在完成《重新训练你的大脑：7周认知行为疗法》（*Retrain Your Brain: Cognitive Behavioral Therapy in 7 Weeks*）的写作，以及与他人合著针对强迫症患者及其家人的实用指南之后，带着更加丰富的经验进行这本书的写作。

这是一次愉快的阅读，考虑到本书内容的严肃性以及他处理问题所采取的诚实和现实的治疗方法，这是一个了不起的成就。本书力图涵盖多个方面，既详尽介绍，又保持"简单"，正像书名所呈现的那样。这项工作甚至进一步发挥了赛思的优势，包括他无与伦比的组织和构建材料的能力，这使得读者能够很容易地掌握并且记住书中许多有价值的信息。这本书的独特之处在于赛思在开头建立并且贯穿全书的风格和结构，阐明了如何处理无益的想法，如何利用行为改变功能不良模式，最后，如何观照和留意我们生活中重要的东西。我觉得这是一个很棒的结构，并把它用在了我自己的教学当中：思维、行动、存在。还能有比这更简单的表述吗？这些词汇所代表的丰富且有力量的思想足以给来访者的生活带来重大而深远的影响，并因此能有更多积极的转变，本书的读者可同样获益。

即使你并没有书中所提到的这些情绪或行为问题（悲伤、担忧、恐惧、愤怒、拖延、自我批评等），但我还是会强烈建议你阅读有关三个特别主题的部分：拖延、愤怒和"安全行为"。对这些常常困扰我们却又相当普遍的情绪和行为模式，赛思提出了非常有意思的见解。至少，他关于这些模式的特征描述能够帮助读者，更好地了解自己的这些问题会如何影响身边的朋友、同事或家人。

大部分人都会拖延，但我们并不了解拖延背后的原因和心理机制；虽然不合理或过度的愤怒很常见，可以理解，但如果我们能管理愤怒情绪，就能帮助一个被怒火控制的人。最后，安全行为阻碍了那些被不切实际的恐惧感或强迫行为困住的个体冲破樊篱，享受生活给予的各种机会。赛思对这些模式的分析是非常具有启示性和趣味性的。这个阐释清晰的例子很好地说明了心理学家们在了解"人类的思维与行为模式"方面所取得的进步。

有些接受过认知行为疗法或其他形式治疗的读者，会通过阅读本书重温认知行为疗法的原则和练习。还有些人会通过本书首次了解认知行为疗法，找到能帮助他们摆脱徒劳无益的情感痛苦的方法，开启更好的生活。对于那些问题比较严重，已经考虑服用抗抑郁或抗焦虑药物的患者，或是已经尝试过药物治疗但没什么帮助的患者，以及还没有找到合适的治疗师的患者，本书也许能为你打开一扇窗。许多人会在本书里找到他们所需要的帮助。还有一些人想要了解抑制和阻碍他们享受生活的情绪困扰的根源和解决办法，本书将能激励他们去寻找合适的专业指导和帮助。如果他们将在下一步接受个人或团体治疗的话，他们在本书中所学到的，以及通过做练习而获得的经验都将成为治疗过程中的有效资源。

最后我想说的是，很荣幸有机会为赛思在心理学领域的发展助一臂之力。现在你们有幸遇见这本有用又有趣（我必须再次重申）的针对常见情绪问题的有效应对指南，我热切希望你们能利用这份幸运，更好地生活。

罗伯特·德鲁贝斯博士

塞缪尔·普雷斯顿教授

宾夕法尼亚大学，艺术与科学学院，

社会科学系、心理学系

前　言

　　我们每个人都会在某种情况下受控于极端情绪。可能是某种焦虑恐惧，或是剥夺生活色彩的抑郁，或是不合时宜的惊恐发作，或是频繁且过度的愤怒情绪，以及其他我们的大脑和心智所无法控制的情绪体验。当我们处于情绪失衡状态时，就需要经过实证的可靠的方法来帮助我们恢复平衡，尽快获得解脱。

　　在接受临床培训的早期，我了解到有些心理治疗方法获得了更多的证据支持，尤其是认知行为疗法。我的第一位治疗督导鼓励我参加认知行为疗法的专门培训，我因此来到在认知行为治疗领域具有丰富历史背景的宾夕法尼亚大学。在参加博士生培训期间，我专注于抑郁症治疗，看到抑郁如何有害地歪曲我们的想法，而认知行为疗法如何训练我们的思维，使其功能更加良好。我还了解到在生活中有规律地进行更多有意义的活动具有强有力的抗抑郁效果。

取得博士学位后，我非常荣幸地获得宾夕法尼亚大学焦虑治疗和研究中心的研究员职位，该中心已经研发出许多针对焦虑症的有效疗法。在中心任职的4年中，我在治疗妨碍性焦虑、强迫症和创伤方面获得大量经验。我看到成百上千个生命受益于我们的治疗计划，在治疗的帮助下直面他们的恐惧。在中心工作的时候，我还学习到一种有力量的突破焦虑和抑郁控制的方法，这就是怀着开放与好奇的态度将注意力聚焦于当下。这种以正念为基础的疗愈方法已经获得充分的研究支持，与认知行为技术整合后被认定为认知行为疗法的"第三代浪潮"。

在过去的20年中，从学生到研究员、治疗师，再到督导，关于有效的治疗方法我体会到两件事：

第一，它们很简单：快乐做事，正向思维，面对恐惧，活在当下，自我照顾。这些听起来都很平常，一点儿也不复杂，我在本书中尽量体现了这种简单性。当我们在负性情绪中挣扎时，往往没有时间、愿望或精力去费力地寻找研究结果或研究关于这个领域深奥的细微差别的专著，我们需要的是能够马上使用的直截了当的工具。

第二，它们并不容易。尽管这些有效方法很简单，但仍然需要付出努力。当你情绪低落、缺乏动力的时候，即使是对平时喜欢的事情也很难提起兴趣；当你想应对恐慌心理，却发现自己很难面对恐惧，你的过于活跃的大脑很难立刻放松下来。你可以在认知行为疗法中找到力量——它提供的不仅仅是工作目标，还有帮助你实现目标的可控技术和系统化方案。

我在上一本书《重新训练你的大脑：7周认知行为疗法》中，以工作手册的形式提供了针对焦虑和抑郁的7周结构化干预方案。在这本书中，我用类似的简化方法介绍了认知行为疗法最精华的部分。与《重新训练你的大脑：7周认知行为疗法》不同的是，本书的读者无需通读全书。书中汇集了各种使用起来方便快捷的研究技术，帮助你在需要时应对不同的情绪困扰。

这本书适用于那些从未听说过认知行为疗法的人，正在接受心理治疗的人，以及曾经使用过认知行为疗法、需要定期回顾的人。无论你之前对认知行为疗法了解多少，我希望每当有必要的时候你都可以重温这本书。我们都需要常常提醒自己怎样做才能让自己保持最佳状态。

任何人都可以从这本书中获益。我并不是坐在象牙塔里写作，书中没有抽象玄奥的理论。我和每个人一样体验着生命的喜悦和苦痛，我期待这本指南可以使你对认知行为疗法的了解变得简单。

希望这本书可以帮助你消除阻碍你享受生活的障碍。

第一章　绪　论

Chapter　One

认知行为疗法：起源

认知行为疗法是一种关注问题解决的心理治疗方法，旨在迅速减轻患者症状并提升幸福感。正如认知行为疗法的名字所显示的一样，该疗法包含了认知和行为两个层面，其中认知层面的工作聚焦于对功能不良思维模式的改变，而在行为层面，则重点在于帮助个体发展功能良好的行为。认知行为疗法的这些构件在被整合起来之前经历过各自独立的发展，下面我们首先回顾一下这些方法。

行为治疗

20世纪上半叶，精神分析的谈话疗法被普遍应用于各种心理疾病的治疗。精神分析疗法以西格蒙·弗洛伊德的心理结构理论为基础，以探索患者童年期经验和养育背景为手段，患者与治疗师需要定期会面，且治疗过程常常需要持续数年。

当无数人从精神分析和类似疗法中获益的时候，其他研究人类行为的专家开始寻求可以帮助病患更快减轻痛苦的方法。他们从对动物（也包括人类）学习机制的研究发现中获得启发，开始将这些原则应用于针对焦虑和抑郁等心理问题的治疗。

这些努力推动了行为疗法的发展，代表人物包括精神病学家约瑟夫·沃尔普和心理学家阿诺德·拉扎勒斯。沃尔普与其他人发现，个体行为的直接改变就可能带来症状的缓解。例如，恐怖症患者通过逐步面对所惧怕的事物而克服恐惧感。受惠于这些发展，患者无需再在躺椅上耗费数年时间挖掘童年期事件，几次有针对性的会谈就可能帮助他们持久地减轻痛苦。

认知治疗

在行为疗法出现后不久，有其他心理健康专家提出了对于心理冲突的不同解释。精神病学家亚伦·贝克和心理学家阿尔伯特·艾利斯都认为，人类思维对情绪和行为具有强有力的影响。相应地，他们提出假设，个体的痛苦源于思维。例如，假设认为，抑郁是由关于自己和世界的过度负性信念所引发的（如"我是个失败者"）。

根据贝克以及其他认知疗法发展者的理论，治疗首先需要识别功能不良的想法，进而对这些想法进行工作，找到替代它们的更加准确和有益的想法。通过练习，个体能够发展出促进正面情绪和行为的思维方式。

行为治疗与认知治疗的结合

尽管早期行为与认知疗法在各自领域独立发展，在实践中却是可以相辅相成的。确实，不久之后，这两个流派被整合成为认知行为疗法。甚至认知治疗之父亚伦·贝克都将该疗法的名称从原来的"认知疗法"更名为"认知行为疗法"，以符合该疗法包含了行为技术的实质。这样的整合给患者带来了福音，他们因此可以得益于一套更完整的治疗方案。

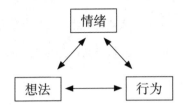

　　将这些疗法结合起来还能帮助我们了解想法、情绪和行为是如何相互作用的（见上图）。比如，当我们处于高焦虑水平时，我们倾向于产生关于危险的想法，而这些想法又会反过来增加焦虑，同时，关于危险的想法和焦虑的情绪会使我们更有可能对所害怕的事物或情境采取逃避行为，进而又强化了焦虑。当我们理解了这些因素之间的关联，找到应对之策就相对容易了。

第三代浪潮：以正念为基础的治疗

　　20世纪70年代，正在攻读分子生物学博士学位的乔·卡巴金开始了一项名为正念减压（MBSR）的实验项目。正念是一种已存在数千年的修行方法，该理论相信，痛苦可以通过对当下经验的关注而获得缓解，而回想过去或忧虑未来都是无益的，正念觉察还包含对现实有意的开放态度。

　　卡巴金和他的同事们发现，正念减压疗法对减轻慢性疼痛患者的痛苦有显著效果。自那时起，以正念为基础的疗愈方法开始发展起来，并在针对抑郁症、失眠症和焦虑症的治疗中得到检验。

　　诚如认知疗法与行为疗法的结合，一些认知行为治疗项目也将正念疗愈的方法整合进来。例如，心理学家津戴尔·塞加尔与他的同事们发现，正念训练配合认知治疗减少了患者治疗结束后的抑郁症复发。基于正念的疗法是当今所谓认知行为治疗"第三代浪潮"的组成部分，已经获得了来自临床实验的大量支持。正因为如此，本书包括对正念技术的介绍。

认知行为疗法的原则

在开始认知行为治疗的旅程之前，让我们先了解一些基本原则，这将有助引导你在整个过程中更加有效地实践。

强调合作与积极参与。认知行为疗法要求个体与治疗师共同决定治疗目标和实施方案，个体的积极参与将使治疗效果最大化。治疗师，或者一本类似本书的操作指南，可以在治疗过程中引导个体运用关于理论与技术的专业知识，但治疗方案则需要通过共同协商，根据每个个体的具体需求因人而异地制定。

以目标为导向并聚焦于具体问题。在认知行为治疗中，将问题概念化是至关重要的步骤，这样做的目的是使问题看起来易于处理。接下来就是确定清晰的目标，个体将在治疗过程中集中精力地努力达成这些目标。

关注此时此刻。与某些疗法主要关注童年期事件不同，认知行为疗法聚焦于此时此刻的想法和行为如何造成当下的心理冲突，以及改变那些思维与行为模式是否会有帮助。尽管有时认知行为疗法也会观照个体早期生活中重要的习得经验，但无疑更加注重对当下那些更加可控的因素进行工作的疗愈力量。

　　旨在引导你成为自己的治疗师。运用认知行为疗法，你将学会一些基本技能以应对曾带给你困扰的问题。通过练习，你甚至可以在遇到新的挑战时，独自将这些技术应用于这些困难情境。授人以鱼不如授人以渔，治疗结束后，你依然可以运用认知行为疗法的技术应对生活中出现的各种身体与心理挑战。

　　强调复发预防。学习如何维持治疗效果是认知行为疗法中不可或缺的方面。通过理解造成焦虑、抑郁或其他心理问题的原因，我们可以对复发征兆保持警觉。例如，一位抑郁症康复的女士可以觉察到她对使其保持感觉良好的活动存在着退缩倾向。这些因素解释了为什么在治疗抑郁症和焦虑症方面，使用认知行为疗法的复发率低于药物治疗。这就好比一个学习乐器的人需要通过坚持不懈的练习才能保持演奏水平一样，个体也需要持续练习从认知行为疗法中学到的新的习惯，这是预防复发的关键。

　　有时间限制。认知行为疗法在相对较短的时间内实现缓解症状的目标。比如，针对抑郁症的典型治疗方案大约需要16次会谈，一次2小时或4小时的会面就可以有效治疗诸如恐犬症之类的恐惧症。时间更短的治疗方案可能会产生一种紧迫性，从而使治疗更具动力。

　　采用结构化治疗。认知行为治疗的步骤按照一个可预测的顺序进行，每一次会谈都建立在前一次会谈的基础之上。并且每次会谈都遵循一个一贯的程序，从回顾两次会谈之间的练习开始，包括日常练习素材，最后，计划在接下来的时间里如何应用这些生活中的素材，这种结构化的治疗模式提高了认知行为疗法的效率。

　　帮助处理负性自动思维。认知行为疗法的核心是认识到想法常常将我们引入歧途。我们有负性自动思维的倾向，也就是说，思维的发生是无意识的。而认知行为疗法可以帮助你学会识别并应对这些负性自动思维。比如，一个没有得到升职机会的人很可能会产生这样的负面自动思维，"我永远不会有这样的运气"。在认知行为治疗过程中，我们首先学会觉察自动思维，然后检验这些想法的正确性。通过练习，我们可以发展出更加有益于身心的思维方式。

采用多种治疗技术。 认知行为疗法采用大量不同的技术，但效果同样显著，这些技术包括放松训练、认知重构、行为激活、暴露技术和冥想技术，等等。作为认知行为治疗师，为每个具体的个体找到对他/她帮助最大的技术是他们工作的一部分。在接下来的章节里，你会了解这些治疗工具，并且找到使你获益最多的方法。

在本书中，我将按照"思维"（认知）、"行动"（行为）和"存在"（正念）的框架对认知行为疗法的技术进行阐述，这些概念的使用将贯穿全书。

认知行为疗法为何以及如何行之有效

对于大多数认知行为疗法的原则和做法，你可能并不会感到惊喜。比如，直面恐惧从而克服恐惧并不算是一个新奇的观点。那些我曾经治疗过的来访者有时会对一些简单技术的有效性产生质疑，诸如制订具体活动计划、专注于觉察想法，等等。他们的推理是，如果那么简单，他们的状况应该早就改善了。实际上，认知行为疗法不仅是关于做什么，更重要的是怎样做。让我们来看看这种疗法是如何使人受益的。

化 整 为 零

认知行为治疗把一个大的挑战分割成一个个小的、容易处理的任务。例如，强烈的抑郁情绪包含了想法、感受和行为几个层面，分别进行干预将使状况更加可控。此时针对每个部分采取相应的技术，如运用认知重构技术改变负性思维。此外，认知行为疗法还将难以应付的艰巨任务分解成一系列可行的步骤。

结 构 化 训 练

仅仅知道做什么能使我们感觉更好是不够的，我们还需要有系统的结构化训练来保证充分发挥技术的效力，从而达到缓解症状的目标。比如，我们知道愤怒的想法往往是带有偏见性的，而把想法写下来则使我们有机会认真地审视它们，从而用功能良好的思维取代负性思维。

常见精神科药物

最常见的治疗抑郁症和焦虑症的处方药是选择性血清素再摄取抑制剂（SSRI）和苯二氮卓类药物。选择性血清素再摄取抑制剂通常被称作"抗抑郁剂"，但对治疗焦虑症同样有效。抗抑郁剂还可用于治疗强迫症，但需要加大剂量。此类药物包括氟西汀（百优解）、氟伏沙明（无郁宁，亦称兰释）和舍曲林（左洛夏，原名郁乐复）。

苯二氮卓类药物能够迅速作用于神经系统，达到镇静效果。

该类药物与酒精和巴比妥类药物作用于相同的受体。常见的苯二氮卓类处方药包括阿普唑仑（赞安诺，亦称佳静安定），氯羟安定（安定文，亦称劳拉西泮、罗拉）和氯硝西泮（克诺平，亦称氯硝安定）。除了焦虑症，此类药物还常常用于治疗失眠和躁动。

药物治疗与认知行为疗法可以同样有效，但停药后较易复发。许多人受益于两者结合的治疗办法。

选择性血清素再摄取抑制剂的常见副作用包括：恶心、呕吐、体重增加、腹泻、嗜睡、性功能障碍，服用苯二氮卓类药物可能引起恶心、视力模糊、头痛、意识模糊、疲倦、梦魇、记忆受损，以及其他可能的副作用。医生开药时会综合考量药物的可能效果与常见副作用。

本书主要介绍认知行为疗法。有关药物治疗，请咨询您的主治医生或精神科医师。

重复性练习

认知行为治疗的大部分工作都发生在治疗室之外，或在读完有关认知行为治疗的书籍之后。培养新的习惯并不容易，尤其是要改变那些虽然对我们并无益处但却早已习以为常的习性。需要不断地重复练习才能够改变我们对困难情境的自动反应。

临床科学

认知行为疗法从一开始就注重证据和结果。这样做是否有效？如何才能有效？由于治疗会谈有一个清晰明确的方案，治疗过程可以进行标准化设置，并通过与对照组比较进行检验，大量临床实验的结果证明了一定次数的治疗性会谈对特定障碍的有效性。近期的进一步研究发现，即使没有治疗师介入，认知行为疗法作为一种自助工具，也可以为个体提供有效的帮助。

如何自助

为了使认知行为治疗技术最有效地发挥作用，我们有必要聚焦所要解决的具体问题。或许你正在经历心境低落、情绪失控，或深受弥漫性忧虑之苦，抑或试图摆脱其他心理困扰，认知行为治疗将告诉你如何应对不同的心理障碍，帮助你处理所面对的具体心理问题。

抑 郁

当我们深陷抑郁的旋涡中时，想法、感受和行为相互影响，彼此作用，像一个不断向下旋转的螺旋。情绪低落，缺乏动力，即使是对过去很享受的事情，此时也难以提起兴趣。我们看待世界和自我的角度是负面的。阴郁的想法和心境可能会导致我们行为退缩，从而进一步加重了抑郁的情绪。

认知行为疗法能够帮助我们打破负性思维习惯，使我们变得更加活跃。反过来，生活参与度的提高会提升我们的心境和自我认知。而通过正念练习，学习如何不被想法控制，我们能够进一步改善情绪。通过这些练习创造出一种想法、感受和行为三者之间彼此正强化的"良性循环"。

焦 虑

对不确定结果的在意可能会使我们产生焦虑情绪。比如，我们可能会对第一次约会感到紧张，或担心面试迟到。低水平或适度的焦虑是完全正常的。事实上，轻微的焦虑是有益的，可以提升我们的专注力和动力，为我们注入能量，使我们表现得更好。然而，当焦虑水平超过一定程度时，将会起到反作用。例如，过度的社交焦虑将损害我们独立思考的能力，或妨碍我们进行人际沟通。

认知行为治疗为应对焦虑提供了多种工具。如渐进式肌肉放松法和冥想技术都能够直接安抚处于紧张不安状态下的神经系统。认知技术能够缓解伴随焦虑的对危险的夸张感受，如，个体相信若在班上表现羞涩的话，一定会被其他人严厉地评判（社交焦虑障碍的表现）。此外，暴露法也是一个可以在我们面对恐惧情境时，克服焦虑的有力工具。个体通过反复练习能够降低对情境的恐惧，减少焦虑。

惊 恐

如果经历过哪怕只有一次惊恐发作，你一定对这类恐惧的可怕感受记忆深刻。惊恐就像是身体和大脑的火警预报，提醒你某种非常糟糕的状况即将发生。由于通常并没有明显的威胁——没有狮子在追赶我们，没有汽车突然急转弯驶入我们的车道——所以是我们的头脑倾向于察觉到一种内在的威胁。"我一定是心脏病要发作了或我要发疯了。"有时你感觉要昏倒了。大多数惊恐障碍患者会对更容易造成惊慌的地方感到恐惧，特别是那些不容易逃离的状况，比如开车过桥或坐在剧院里。

有效应对惊恐发作的认知行为治疗技术包括：学习在感觉失控的时候控制呼吸；检验与惊恐有关的想法，如"我要昏过去了"，这些想法常常会扩大危险的感觉；还可以练习在有挑战的情境中，通过逐步增加困难等级，使个体对困难情境越来越适应。甚至在面对那些过去常常引发惊恐的情境时，反复练习这些技术能够降低惊恐发作的概率。我们还可以通过改变对惊恐的认知来改善这一状况，认识到这种感觉其实无异于极度焦虑，本身并没有危险。

担忧

如果说惊恐发作就像焦虑的火警信号，那么担忧就如同漏水的水龙头。惊恐在刹那间发作，而忧虑则一点点吞噬我们的平静感。忧虑的倾向常常无关乎所面对的事情本身。任何事件，不论重要与否，都可能引发担忧。习惯性忧虑者的根本之问是"如果……怎么办"。频繁的担忧常常伴随肌肉紧张、易怒、睡眠困难以及心烦意乱。担忧是广泛性焦虑障碍的核心特征。

认知行为治疗为克服过度忧虑和紧张提供了不同的应对策略。我们可以训练自己识别常常难以觉察的忧虑情绪。一旦我们意识到自己的情绪状态，就会对它多了一分控制。改变某些关于忧虑的信念也是有帮助的，比如适当的担忧有助于我们未雨绸缪。此外，认知行为疗法还提供了多种方法，使我们避免"无意义的沉思"，比如更多地投入行动和有意识地觉察体验。安住于当下能帮助我们从对未来的满腹忧虑中解脱出来。最后，放松训练和冥想等技术能够减轻常常伴随持续性忧虑的身体紧张感。

应 激

当我们必须应对生活的挑战时，就会感受到压力。压力可能来自家人患病、一个要在期限内完成的工作任务、与他人的冲突，或任何其他我们不得不面对的困难。和焦虑感一样，一定程度的压力感也是有益的，就像一个网球运动员在面临一场极具挑战的冠军赛时依然能应付自如一样。

在应激状态下，整个身体都会做出回应，应激激素如皮质醇和肾上腺素会大量分泌引起各种不同的反应。急性应激会激活交感神经系统，使我们的身体准备好对威胁做出回应，或战斗，或逃跑，或者有时会僵住，我们的身心天生具备应对短时压力的能力。然而，当压力源长期存在，如每周5天、每天2小时的交通拥堵状况，充满敌意的工作环境，或一场旷日持久且争吵不断的离婚大战，我们的应对资源会逐渐耗尽。我们可能开始变得容易生病，越来越抑郁，或显现出其他心理和身体不堪重负的征兆。

认知行为疗法提供了帮助镇定神经系统的工具，如通过特别的呼吸方法以稳定决定我们"战斗还是逃跑"的神经系统。我们还可以改变夸大压力的思维定势，比如，面对工作中的挑战总是担心失败而不是将其视为成功的机会。认知行为疗法鼓励我们更好地照顾自己，同时，增强应激能力。

愤 怒

如同焦虑和应激，愤怒也有其积极的作用。当面对不公正时，愤怒的情绪激发我们纠正错误。但是，当愤怒的体验过于强烈以至于开始对我们的健康和关系造成损害时，愤怒就变成了问题。我们的愤怒常常源于某些信念，而这些信念有些并非事实。例如，那个司机紧贴着我变道是故意的，还是只是因为他误判了车距？如何理解他的意图会影响个体的情绪反应以及决定是否采取报复行动。

认知行为疗法帮助我们处理那些驱动愤怒情绪升级的想法，还可以帮助我们通过重新构建生活来减少愤怒，比如，每天早上提前15分钟出门避开上班高峰，从而减轻在路上的压力和急躁。认知行为疗法还帮助我们找到建设性而非破坏性的表达愤怒的方式。

在接下来的章节里，我们将深入探讨那些使认知行为治疗发挥效力的方法和策略。在第二章，我们将首先介绍有效的目标设定。

有关情绪障碍的数字统计

如果您正被焦虑、抑郁、愤怒或其他情绪所困扰，您肯定不孤单。在美国成年人中：

- 近29%的人会在一生中的某一段时间患有某种焦虑障碍，包括恐怖症（12%）、社交焦虑障碍（12%）、广泛性焦虑障碍（6%）以及惊恐障碍（5%）。
- 多达25%的人会在一生当中经历严重的抑郁障碍。
- 某一年份，超过4400万人经历某种焦虑障碍，超过1600

万人经历严重的抑郁障碍。

- 女性患抑郁和焦虑障碍的可能性比男性高70%。

- 大约8%的人会因强烈的愤怒情绪导致严重的心理问题。

这一情况男性的比例略高于女性。

如何使用本书

你可以根据自己的需要或多或少地利用本书来应对具体问题，尽管从那些对你有帮助的章节中挑选最适合你的有用技术，但是，我建议你不要略过第二章，这一章将重点关注目标设定。

我建议在开始时不要关注太多技术，可能每周一两个是恰当的。比如，针对抑郁，第一周只要变得活跃一些就够了。在接下来的几周里你将逐步学习如何改变思维方式，如何更好地照顾自己，以及如何进行正念修习等。

如果能在书中找到确实适用于你的内容，我鼓励你花一些时间去应用，通过完成推荐的练习和作业来强化所学，并尝试逐步内化那些概念。知道不同于做到，认知行为治疗中，行动是关键，只有在行动中才能真正获益。

记住，为了健康快乐而投入时间和精力是值得的，你现在所做的将为你带来长远的助益。

　　本章回顾了认知行为疗法的起源和发展，以及如何对抑郁、焦虑、惊恐、担忧、应激和愤怒等情绪进行有效干预。重点是认知行为疗法为你提供结构化的治疗方案，并通过简单易行却强有力的技术实现治疗效果，而这正是本书的目的。

　　谈到练习，我将在每章结尾处邀请你做一些家庭作业。但请不要被"家庭作业"这个词吓到。这些练习可以帮助你改善情绪，方向盘就掌握在你自己手中。

　　本周，请思考以下问题：

- 你希望这本书能帮你解决的最重要的问题是什么？

- 直到目前你尝试过哪些方法来缓解症状？

- 哪些方法有效？哪些方法无效？

- 与你过去尝试过的方法相比，我所描述的认知行为疗法如何？

- 最后，当你读完本书第一章后感觉如何？

　　在随后章节的学习中，你将需要一个专门记录这一疗愈过程的日志本。当你准备好了，我们将一起开始第二章关于目标设定的讨论。

第二章 目标设定

Chapter Two

正如我们在上一章所看到的，认知行为疗法对各种障碍都可能提供有益的帮助。但在我们深入探讨认知行为疗法如何应用于处理具体问题之前，首先需要确定我们想做哪些改变，本章将关注工作目标的确立。下面通过一位患者的例子来说明我们如何一起工作，共同确定最佳治疗方案以解决他的需求。

在第一次会谈中，杰夫和我谈到了他与严重疾病长期抗争后接踵而至的重度抑郁和睡眠障碍。我了解了杰夫的重要关系、原生家庭、工作经历，以及生活中其他方面的情况，他依然能够说出自己的一些优点，尽管他在提到这些长处时使用的是过去时态，就好像在谈论别人的事情一样。

一旦清楚地了解了杰夫的状况，我需要知道他希望从治疗中获得什么。跟每个来访者一样，他希望通过治疗让自己感觉好一点儿，但对他来说，那是怎样的一种感觉呢？他的生活将发生哪些改变？他需要增加或减少哪些活动？他的关系质量将如何改善？一句话：他的目标是什么？

在第一次会谈结束时，杰夫看起来乐观了些。我问他当时的感受，他说他确实感到有点儿兴奋，甚至受到了启发，他已经不记得上次有这样的感觉是什么时候了。

通过设定目标，他将对境况的不满转化成了改善的决心。

想一想杰夫是如何通过确定目标获得帮助的？而你可以怎样制定你的目标，从而激发你的动力？

设立激励性目标的好处

好的目标所具有的疗愈价值不可估量。当我们清楚地知道我们要去哪里，我们将更容易坚持，也更愿意为了达到目标而做出相应的改变。这很像是登山：当你知道峰顶在哪里时，就会更有动力继续攀爬，直到你登顶成功。

目标还能促使我们在过程中遇到挑战时不会轻易放弃，并激励我们寻求方法以达到目的。以杰夫为例，他一直回避重新开始锻炼，因为他不确定在目前的健康状况下他能做什么样的训练。而一旦他确立了每周进行三次锻炼的目标，就开始考虑实施一个适合自己的健身计划。此外，目标还为治疗进展提供了一个比较的基础。杰夫和我在整个治疗过程中经常回顾目标，并评估我们所做的是否在帮助他向目标靠近。

设立可达成的目标

不是所有的目标都同等重要，当你在思考焦虑和抑郁会如何影响你的生活时，我建议你在设定目标时记住以下这些原则。

目标要具体

对于一个模糊而笼统的目标，像"多和孩子在一起"，很难说你什么时候做到了，而"每天给两岁的孩子至少读一本书"这个目标则更具体，也更容易衡量。你应该能够说出你什么时候达成了目标，所以，确保你的目标尽可能可客观评估。

目标要既有挑战性又有可实现性

如果目标设得太难，你会感到气馁，就像试图以高速挡骑车上山；但如果目标太容易，又不能激发动力，正如用低速挡毫不费力地滑行一样。所以，目标应该具有适度的挑战性，但经过持之以恒的努力是可以实现的。

选择你认为重要的目标

如果目标对我们来说并不重要，那我们实现它们的可能性将会很小。设立每一个目标时，想一想它为什么对你重要，以及实现了它将如何改善你的生活。按照这些原则，确保目标的确是你自己的，而不只是其他人所希望你做的。

实现目标

确定目标的第一步是理解并接受你所要做的关于自己和情境的改变。这一过程需要你抱着开放和真诚的态度，欣然面对自己的局限性。

但首先，让我们确定你有哪些优点。无论我们在某些方面有多少挣扎与纠结，但总会有些推动自己前进的优点。我常常发现，寻求帮助这一特定行为，不管是向治疗师还是从类似本书的书籍中，反映出一种内在力量和拒绝退而求其次的态度。你带给这个世界的是什么？

你最大的优点和才能是什么？你的家人和挚友最爱你的是什么？尽管去问一问那些爱你的人，他们认为你有哪些长处。在实现目标的过程中，记住这些你所具备的积极品质。接下来，想一想你在下面这六个重要生活领域里的现状。如果你的目标和某个领域有关，将它们分别写在不同的纸上或日志本上。

设定切合实际的目标

当我们长时间忍受痛苦时，我们想要尽快好起来，这是完全可以理解的。此时我们可能会为自己制定宏大的目标，并迫不及待地立即行动起来。但是，如果目标不切实际，当达不到时就会感到自己是个失败者。我们可能雄心勃勃地开始，之后能量储备迅速消耗殆尽，从而彻底放弃。

当为自己设定目标时，应该在自我要求与自我慈悲之间找到平衡，在以某个标准约束自己的同时，也要记得对自己温柔友善。有时，我们建立目标时只考虑一天或一周能否做到，而忽略了如何维持活跃水平。比如，我们可能下决心每周七天进行锻炼，每天一个小时。在最初几天，我们非常努力地去完成目标，然而最终有一天，我们不再有时间、精力，或动力坚持下去。而一旦行为惯性被打破，后续将很难再恢复训练。

"自我慈悲"一部分表现在对自己的恢复过程抱有耐心。为了重建生活，我们制定出值得付出努力并且鼓舞人心的目标，但幻想一蹴而就则是不现实的。一个关于物理治疗的描述同样适用于情绪与心理疗愈：适度的伸展和强化练习可能会让我们在第二天感到些微酸痛，但不会造成再损伤，或导致训练中断。因此，当你在设定目标时，请记住，人生不是冲刺，而是一场马拉松。

关 系

一般来说，没有什么比亲密关系对我们的幸福感影响更大了，没有什么能真正补偿关系贫乏所带来的缺失，而稳固且支持的关系使我们几乎能够承受任何事情。

如果你正处在一段亲密关系中，请首先想想你与伴侣之间的关系。假如你目前处于单身状态，但有意寻找一个伴侣，或重新开始约会，把这些目标写进你的计划清单，并在开始发展一段亲密关系时回顾这份清单。

对你和你的伴侣来说，哪些方面进展良好？

- 你对哪些方面感到困扰？

- 你和你的伴侣是否满足彼此的需要？

- 你们之间的沟通如何？你是否无论如何都要避免公开的冲突，还是无法控制争吵？

- 你是否对你们的性生活的频率和质量感到满意？

- 你们是否投入足够多的时间互相陪伴以滋养你们的关系？

现在想想你的其他重要关系，包括亲子关系，与父母和朋友的关系。评估每一个关系，然后决定想做哪些改变，尤其需要注意的是，改变应该是你能够控制的。例如，"我希望我的伴侣能更多地表达爱意"，并不完全由你掌控，而"我会向他表达我的需求"则更加可控。

当你在构建与关系有关的目标时，有助益的做法是回想一下因焦虑、愤怒或其他情绪问题引发的心理冲突曾经如何影响了你与他人的关系质量。比如，如果抑郁导致你与身边之人的互动减少了，那么你应该考虑把"投入更多时间与他们相处"设为目标。

信仰 / 意义

好的生活是有意义的生活，我们能感受到与所热爱的或最重视的东西相联结。许多人通过与家人的关系找到生活的意义。我们也可能通过参加宗教团体而受到神圣典籍的启示，并体验到与一种更高力量的连接。抑或当我们在丛林中散步或修习冥想时，因感动于大自然的美丽而获得一种广阔的觉察和联结感。无论哪种情况，我们都倾向于通过与某种高于我们自身的事物相连接而找到意义与目的。想一想什么是你所重视的：

生活中，什么对你最重要？

- 你所做的事情是否具有目的性，并与你所真正关心的事物相关联？

- 你是否渴望获得与你所重视的事物的联结感？

一个有益的练习是，想象10年后你希望那些最了解你的人怎样评价你。你头脑中想到了哪些词或品质？杰夫在考虑了这个问题之后，说他希望人们看到他所展现出的对身边人的爱和对生活的热忱——这些是他在患抑郁症期间很难表现出来的。你希望你所爱的人如何评价你呢？你的回答能帮助你在这一方面建立目标。

教育与工作

工作可以是满足我们基本心理需求的一种手段，无论是学生、公司职员，还是居家父母，都可以通过工作获得胜任感。如果我们对做什么和怎样做有些许控制权的话，工作还能满足我们对自主权的需求，我们与他人连接的需求也受到职场人际关系的影响。你的工作状况是怎样的？

你是否喜欢你的工作，甚或你在工作中找到了某种意义？

- 你是否因焦虑、抑郁或其他情绪障碍而感到工作困难或影响工作表现？
- 你是否觉得工作具有适度的挑战性——既没有容易到毫不费力，以至于让人感觉枯燥味，又不会让人疲于奔命，不堪重负。

花一些时间写下你所注意到的最近自己与工作的关系。

身体状况

人们已经越来越认识到身心是不可分割、彼此影响的。某种心理状态（如焦虑）会引发一系列身体反应（比如，肌肉紧张、头痛、肠胃不适等），而某种身体状况（如低血糖）则会严重影响我们的思维和情绪。让我们来看看身体状况的某些方面，并考虑你可以相应地设定哪些目标。

■ 综合身体状况

你可以从对身体整体感觉的关注开始来了解自己的健康状况。

- 你的整体健康状况如何？

- 你有严重的健康问题需要处理吗？

- 你是否有一拖再拖的医生预约？

- 你的生活是否受到健康问题的影响？

- 总体来说，你的健康状况是正在改善，还是变差或者无变化？

■ 运动

有规律的身体活动对健康有益，运动并不一定意味着要在健身房里挥汗如雨，任何形式的运动都可以算数，越享受其中越好。

- 你是否每周从事至少几次某种形式的运动？

- 当你运动时，身体感觉如何？是否有无法摆脱的疼痛或感到活动能力的丧失？

- 你的心情如何影响你的运动水平？相反的情况如何？

■ 营养

我们摄入身体的食物对我们的感觉有很大的影响。

如今似乎人人都有自己酷爱的饮食法：原始饮食法、无麸质饮食法、30天全食疗法、生酮饮食法、地中海饮食法，或迈阿密饮食法，不胜枚举。所有这些饮食法所遵循的共同理念是：食用天然的、未经过加工的食物，包括充足的蔬菜和水果，是对身心的一种滋养，食用大量的糖分、精炼的碳水化合物及其他深加工食品不会使我们获得最佳感觉。

- 你是否对你的日常食物种类感到满意？

- 是否有医生、营养师或爱你的人建议你对饮食结构做些改变？

- 关于营养的饮食习惯，你是否一直想做某些改变？

■ 睡眠

睡眠与情绪健康常常息息相关，有质量的恢复性睡眠使我们的身心充满活力，而睡眠质量不好则导致相反的结果。

- 你如何评价你的整体睡眠质量？
- 你是否每晚获得充足的休息，是否还是常常熬夜，之后依赖咖啡因度过白天？
- 是否存在某些惯常干扰睡眠的因素，如宠物或幼儿？
- 你是否正在经历习惯性入睡困难或很难进入深度睡眠？
- 你是否希望改变睡眠习惯？

■ 家庭责任

每个人都有家务事需要料理，诸如洗碗或修剪草坪。想一想你所承担的居家任务。

- 是否有未按计划完成的家务？
- 是否有一直想做但频频推迟的工作？
- 是否有什么阻碍了你完成这些事情？

■ 娱乐休闲

生活并不只是履行责任和义务，我们需要停下来充电，并享受我们的劳动成果。

- 闲暇时间你最喜欢做什么？
- 除了工作和家庭责任，你是否几乎没有时间放松？
- 情绪困扰是否阻碍你从事所喜爱的活动？

务必把有关我们所讨论领域的目标加进你的计划列表。

让我们以杰夫所列的目标清单为例。请注意，某些目标（比如运动）比其他目标（如找到一份更好的工作）要更加具体。

以下是杰夫完成的目标列表：

1. 每周与朋友们聚会一次。

2. 每晚睡眠7个到8个小时。

3. 每周运动4次，每次至少30分钟。

4. 找到一份更令人兴奋的工作。

5. 恢复有规律地做木工活儿。

尽可以在一段时间以后，调整或增加新的目标，比如改善饮食。最好把那些虽然还没有具体实施方案，但对你来说很重要的目标也记录下来。

不是你，而是边缘系统使然

过去几十年的研究已经让我们理解了大脑在产生情绪中所起的作用。科学家已经识别出了一个很重要的脑结构组织，叫做边缘系统。它构成了情绪体验的基础，包括海马、杏仁核、扣带回、嗅球（与嗅觉有关）、丘脑和下丘脑。

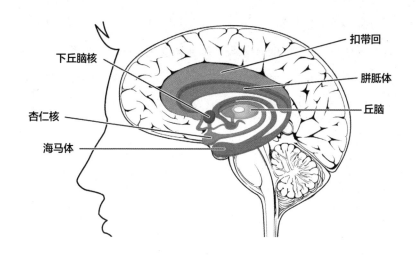

扣带回
胼胝体
丘脑
下丘脑核
杏仁核
海马体

OpenStax学院礼仪教程，解剖生理学（CC）

　　边缘系统通过下丘脑控制我们的荷尔蒙系统，在激活机体应激反应中起到了关键作用。通过边缘系统，我们感受强烈的情绪，回避危险，形成新的记忆，体验快乐，以及完成其他一些关键的功能。

　　边缘系统和前额叶的部分区域被认为彼此互补，边缘区产生情绪，前额叶调节情绪。例如，恐惧时杏仁核的活动会增强，而当我们想要控制情绪时前额叶的活动会增强。

　　有时，边缘系统会失去平衡。例如，许多精神问题如创伤后应激障碍（PTSD）和重度抑郁症都与杏仁核的过度兴奋有关。

　　我们很容易为自己的情绪波动责怪自己，毕竟受影响的是我们自己的感受和行为。同时，我们经常高估对自己脑功能的控制。例如，在我们经历重大创伤以后，海马会产生一些变化，这些变化并不受我们的意志或人格力量所影响。

许多不受我们控制的因素可以影响到我们的大脑和情绪。例如，我和宾夕法尼亚大学的同事发现，脑活动变化受到如下因素影响：基因差异、当前情绪、天气变化，甚至贫穷，如心理学家玛莎·法拉研究显示，有时，我们完全受控于神经系统的应激反应。

然而，我们不仅仅是脑功能的被动接收者。正如我们控制范围之外的一些经历会塑造我们的大脑，我们也可以通过选择不同的思考和行动方式来重构我们的经历。例如，我们确实可以通过规律的冥想练习改变我们的脑结构，也可以通过某种治疗去平衡过度兴奋的边缘系统，并增强前额叶关键区的活动。

所以，这是个好消息——我们无法选择我们与生俱来的大脑，或控制发生在我们身上的一切，但我们可以动动脑筋修正我们的大脑。在你进行认知行为治疗时，要记住，你就是在改变你的大脑。

本章小结与家庭作业

　　本章聚焦于目标设定——你希望通过认知行为疗法帮助你实现哪些改变？我们审视生活的各个主要层面，为你提供了一个对自己及生活进行评估的机会，看看哪些方面进展良好（包括你的优点），同时在哪些方面你希望看到改善。这些生活层面包括了基本生活功能，像饮食与睡眠，也涵盖了更高层次的要素，如信仰与意义。虽然我们分别讨论了各个领域，但实际上它们彼此之间相互影响，例如良好的睡眠能改善关系。本章清晰地阐明健康是多层面的，我们需要整体地考量，找到方法支持自己成为最好的自我。

　　1. 花一点时间回顾一下本章所学，你对自己是否有什么新的发现，以及什么对你是重要的？

　　2. 务必写下你的目标，尽可能是一些重要且易于记住的目标。

　　3. 认真思考你所设定的目标是否足以激发动力、足够具体并且难度适当。

　　4. 我建议将你的目标置于看得到的地方，并在未来的时间里时常进行回顾。

　　5. 还可以考虑与一位支持你并爱你的人讨论你的目标，一方面可以听取他/她对此事的见解，另一方面还可以给自己一些压力，只是把意图告诉他人就能够提高坚持的动力。

　　最后，如果你想到任何其他目标，请加入目标列表中。

第三章　行为激活

Chapter　Three

　　当抑郁降临时，低能量和兴趣缺失常常导致我们从许多活动中退出。尽管这种反应是可以理解的，但却常常引发更严重的抑郁症状。

　　贝丝的抑郁来得那么微妙以至于她根本没有觉察，她一直忙于应付新的工作职责以及孩子们的开学。之后，她的母亲生病，又给她增添了一种压力，贝丝感到时间更不够用了。当她开始感到力不从心的时候，她停止了日常锻炼，试图保存能量。她还发现自己变得很难集中注意力，于是取消了睡前阅读，并且不再经常跟朋友们聚会。过去她总是每周几次和同事出去共进午餐，但现在她只是待在自己的位子上，拒绝同事们的邀约。

　　偶尔贝丝会在周末花片刻时间坐在屋外桌子旁看着树木和飞鸟，有时她会和丈夫一起看看电视剧。除此之外，贝丝的时间几乎完全被用来处理各种工作和家庭事务，以及照顾生病的母亲。

　　跟许多人一样，抑郁使贝丝的世界变小了。随着娱乐活动的减少，她的心情更糟了，她开始认为自己没有能力应对运动和与朋友聚会这样的事情。她依然在尽心履行工作职责，但在生活中几乎感受不到快乐或乐趣。在过去的一年里，她感觉自己老了10岁。贝丝希望能改善情绪，重新变得活跃起来。

　　贝丝的境遇显示了引发抑郁症的一些典型因素，这些因素导致个体情绪耗竭并缺乏令人愉快的活动。我们需要在快乐的事与重要的事之间找到平衡以使我们感觉良好——用亚伦·贝克博士的话说就是，我们需要"愉悦感和掌控感"的体验。

如果只是追求有趣而忽略了责任，我们会缺乏成就感。但另一方面，我们需要平衡工作和娱乐。如果我们做的事情能够同时带来愉悦感和成就感，那我们是幸运的——比如，有人认为烹饪可以带给他/她双倍价值，即是一种具有审美趣味的体验，又能够满足家人的基本饮食需求。

我们为什么会回避参加活动

从贝丝行为所引发的短期和长期后果的角度来看，她的回避行为是有道理的。例如，当同事邀请她共进午餐，她会想到需要打起精神与别人对话，还要应付可能出现的关于工作进度的问题，这些都让人倍感压力，而在自己的办公室里吃饭则安全和可控得多。每次当关上办公室的门独自吃饭时，她都有一种如释重负的感觉，这种轻松感强化了她的回避模式。

同时，贝丝渐渐忘记了与工作伙伴一起吃饭所带来的积极面。虽然一开始可能感觉有点儿别扭，但她过去的确很享受这种聚餐。她常常感到回来后一下午都充满活力，现在她也正在错失获得朋友们支持的机会。

午餐邀请				
短期效应			长期效应	
拒绝	→	轻松，低努力	→	孤僻，抑郁
接受	→	焦虑，高努力	→	享受，支持

有两个重要因素驱使我们回避参加活动：

1. 规避我们认为很难的事所带来的直接解脱感。

2. 因为没有体验到活动带来的好处，参与的动力进一步衰减，行为激活的目标在于打破这些模式。

行动改变情绪

跟贝丝一样，我们许多人都会先等心情好了再开始做事。然而，通过行动来改变心情则更有效率，也就是说，即使我们并没有心情去做，但还是可以循序渐进地参与那些会对我们有益的活动。你会发现，对活动的兴趣会随之而来，针对抑郁症的行为激活策略即以此为基础。

举个例子，比如计划开始健身。最初，你可能几乎没有动力到健身房去，你的身体可能不适应体育活动，而且你可能会感觉运动的痛苦大于它所带来的益处，但只要你坚持下去，天平将向另一边倾斜，内啡肽的释放所产生的快感将使你开始享受运动。你会发现自己拥有了更多能量，而这些能量会激励你继续下去。你也许开始期待见到健身房里认识的新朋友，相反，如果你想等到自己心情好了以后再去的话，你也许永远都不会开始，这就是行为激活的原理。

行动似乎是随着感觉而产生，但实际上两者是同时发生的。通过管理更多受意志直接支配的行为，我们能够间接调节不受意志控制的情绪。

——威廉·詹姆斯（1911）

实现目标的策略

在上一章，你明确了自己的重要目标，而行为激活策略为达成这些目标提供了关键的系统性计划。

史蒂夫5年前曾患抑郁症，之后接受认知行为治疗并康复。现在他同时面临多个挑战，感觉自己要再次陷入抑郁的旋涡，他知道是时候运用治疗中所学到的技术来帮助自己应对眼前的状况了。

第一步：明确价值

行为激活的第一步是要明确在生活的不同层面有哪些我们想尝试改变的我们认为重要的方面。在那一生活领域我们看重什么？当我们清楚地知道所珍视的东西是什么，就会更有可能找到值得做的事情。

史蒂夫有几个关于关系的目标，在过去的几个月中，这些关系受到了挑战。当他思考和梳理这些目标和自己的想法时，他知道向伴侣表达爱意对他来说很重要。他还想让孩子们感到被重视，陪他们一起冒险。

审视你的目标，看看它们都属于生活的哪个范畴，并且你看重的是什么？你可以利用下面的价值与活动表来写下你在不同生活领域的价值。我们会在下一步讨论活动，所以现在请跳过活动的部分。

如果你发现自己很难准确地说出价值，不要纠结，尽管进行第二步——计划活动。有时候通过想做的事可以更容易地明确价值，比如，基于所列的活动列表，你能会意识到结识新朋友对你来说很重要，而明确了这个价值将可能启发我们找到认识新朋友的其他办法。

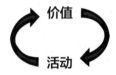

价值能帮我们想出支持性活动，而能使我们获益的活动反过来可以明确我们的价值。

价值与活动表

关系

价值：＿＿＿＿＿＿＿＿＿＿＿＿＿＿＿＿＿＿＿＿＿＿＿＿＿＿＿

  活动：＿＿＿＿＿＿＿＿＿＿＿＿＿＿＿＿＿＿＿＿＿＿＿＿＿＿

  活动：＿＿＿＿＿＿＿＿＿＿＿＿＿＿＿＿＿＿＿＿＿＿＿＿＿＿

  活动：＿＿＿＿＿＿＿＿＿＿＿＿＿＿＿＿＿＿＿＿＿＿＿＿＿＿

价值：＿＿＿＿＿＿＿＿＿＿＿＿＿＿＿＿＿＿＿＿＿＿＿＿＿＿＿

  活动：＿＿＿＿＿＿＿＿＿＿＿＿＿＿＿＿＿＿＿＿＿＿＿＿＿＿

  活动：＿＿＿＿＿＿＿＿＿＿＿＿＿＿＿＿＿＿＿＿＿＿＿＿＿＿

  活动：＿＿＿＿＿＿＿＿＿＿＿＿＿＿＿＿＿＿＿＿＿＿＿＿＿＿

信仰/意义

价值：＿＿＿＿＿＿＿＿＿＿＿＿＿＿＿＿＿＿＿＿＿＿＿＿＿＿＿

  活动：＿＿＿＿＿＿＿＿＿＿＿＿＿＿＿＿＿＿＿＿＿＿＿＿＿＿

  活动：＿＿＿＿＿＿＿＿＿＿＿＿＿＿＿＿＿＿＿＿＿＿＿＿＿＿

  活动：＿＿＿＿＿＿＿＿＿＿＿＿＿＿＿＿＿＿＿＿＿＿＿＿＿＿

价值：＿＿＿＿＿＿＿＿＿＿＿＿＿＿＿＿＿＿＿＿＿＿＿＿＿＿＿

  活动：＿＿＿＿＿＿＿＿＿＿＿＿＿＿＿＿＿＿＿＿＿＿＿＿＿＿

活动：_____

活动：_____

教育与工作

价值：_____

活动：_____

活动：_____

活动：_____

价值：_____

活动：_____

活动：_____

活动：_____

身体状况

价值：_____

活动：_____

活动：_____

活动：_____

价值：＿＿＿＿＿＿＿＿＿＿＿＿＿＿＿＿＿＿＿＿＿＿＿

　活动：＿＿＿＿＿＿＿＿＿＿＿＿＿＿＿＿＿＿＿＿＿

　活动：＿＿＿＿＿＿＿＿＿＿＿＿＿＿＿＿＿＿＿＿＿

　活动：＿＿＿＿＿＿＿＿＿＿＿＿＿＿＿＿＿＿＿＿＿

家庭责任

价值：＿＿＿＿＿＿＿＿＿＿＿＿＿＿＿＿＿＿＿＿＿＿＿

　活动：＿＿＿＿＿＿＿＿＿＿＿＿＿＿＿＿＿＿＿＿＿

　活动：＿＿＿＿＿＿＿＿＿＿＿＿＿＿＿＿＿＿＿＿＿

　活动：＿＿＿＿＿＿＿＿＿＿＿＿＿＿＿＿＿＿＿＿＿

价值：＿＿＿＿＿＿＿＿＿＿＿＿＿＿＿＿＿＿＿＿＿＿＿

　活动：＿＿＿＿＿＿＿＿＿＿＿＿＿＿＿＿＿＿＿＿＿

　活动：＿＿＿＿＿＿＿＿＿＿＿＿＿＿＿＿＿＿＿＿＿

　活动：＿＿＿＿＿＿＿＿＿＿＿＿＿＿＿＿＿＿＿＿＿

娱乐休闲

价值：＿＿＿＿＿＿＿＿＿＿＿＿＿＿＿＿＿＿＿＿＿＿＿

　活动：＿＿＿＿＿＿＿＿＿＿＿＿＿＿＿＿＿＿＿＿＿

　活动：＿＿＿＿＿＿＿＿＿＿＿＿＿＿＿＿＿＿＿＿＿

活动：_____

价值：_____

活动：_____

活动：_____

活动：_____

行为激活中的"价值"

"价值"这个词有很多不同的含义。在行为激活的语境下，价值的内涵并不复杂，单纯指生活中对你重要的事。为了更容易识别，将不同生活领域里的价值进行分别讨论是有帮助的。

与目标和活动不同，价值是一个无限期的持续状态，没有终点。

● 价值通常反映一种持续进行的状态。比如，做一个值得信赖的朋友、真正地享受生活、了解世界。相反，报名参加一个植物学课程是一个活动，而活动是会结束的。

● 价值常常与我们的自我概念紧密相关，反映出我们希望成为哪一种人。

● 价值可能很伟大也可能很简单。

价值是个人化的，不同个体的价值差别很大。

第二步：确定激发活力的活动

史蒂夫想起在他情绪良好的时候常常对伴侣做的示爱举动，比如：晚上为她揉肩，周末的清晨为她做早饭。他开始制定一份活动清单，包括那些他想要更经常去做的事情。

想一想哪些活动能够帮助实现你的价值，并把它们记录在上表中与价值对应的空白处。

确保它们是一些很可能会带给你愉悦感或成就感的活动，否则将没有意义。尽管将那些也许你当下还没有能力完成的活动列出来，有一些具备一定困难的活动是有好处的，包括那些你需要成长的方面。不要担心有些活动看起来微不足道，正是这每一个微小的进步铺就了通向康复的道路。

如果你还确定不了第一步中的价值，看看你的活动清单能否为你提供线索。然后再次通过已确定的价值想出更多其他活动。

在运用行为激活策略时，注意不要低估享受乐趣的重要性。有时我们会认为享受快乐是不明智的，因为我们还有更严肃的事情需要处理。实际上，找到乐趣本身就是一件严肃的事情，也是摆脱抑郁的最好方法之一。

第三步：评定活动难度

　　某些你写下来的活动也许是你已经开始做的事情并且感觉相当容易，有些可能是你目前难以做到的，还有些介于两者之间。我喜欢用三级评定量表来评估困难等级——1代表容易，2代表中等难度，3代表困难——但尽可以使用适合你自己的评定方法，重要的是评定项目彼此之间具有相关性。

　　史蒂夫发现花时间陪孩子玩儿是容易的，但抽出一个晚上陪伴妻子则需要投入更多精力。他也想安排周末家庭度假活动，但感觉到难以想象的复杂，史蒂夫对这些活动进行了相应的难度等级评定。

活动	难度
陪孩子玩儿	1
与妻子的约会之夜	2
周末家庭度假	3

　　浏览你的活动列表，给每一个活动定一个难度等级。如果对有些活动你感觉很难确定困难程度，只需尽量做一个猜测即可。

第四步：安排活动顺序

　　现在你已经对每个活动的挑战性有了一个清楚的认识，可以计划从哪些活动开始做起。你不需要把所有的活动都按顺序安排好，但是应该挑选出至少5个到10个你可以马上开始实施的活动。这样在接下来的日子里会有一张"公路图"引导你，而不至于在试图决定接下来该做什么的时候失去动力。在这个过程中，你可以随时做调整。应该考虑到各个生活领域的活动，这样才可以收获不同的回报。

第五步：制定活动日程表

日程安排和计划实施得越具体，完成的可能性就越大。

为每一个活动选择一个意欲进行的时间，并写在日程表上。活动尽可能安排在你认为适合做这件事的一天当中的最佳时间。比如，晨练适合习惯早起的人，但对夜猫子来说，则很难做到。

- 提前至少一天做计划，这样在你早上醒来时就知道当天的日程是什么。
- 对那些需要提前规划的事件，如旅行，提早做好打算。
- 较大的任务可能需要分解成较小的步骤并分别计划。

如果你对制定日程表感到为难，考虑尝试一下，看看会有怎样的效果。大部分人会因为为活动设定了具体时间而更容易完成，否则很容易不断拖延。

第六步：完成活动

当你做好了活动安排，尽一切努力坚持按计划实施。也许开始的时候动力不足，会感到尤其困难。但是记住，每完成一个重要的活动都使你更加接近你的目标。

在进行每一个活动之前，设立一个目标，提醒自己尽可能全身心地处于当下状态。例如，如果你在健身房里，就全身心地待在那里；

关注你的周围，感受你所觉察到的，注意你所听到的让自己全然地体验当下。这样的存在状态将帮助你最大限度地从活动中获益，另外还能使你不容易陷入负性思维，比如强迫性忧虑。我们将在第六章进一步探讨这个话题。

运用行为激活达成目标

行为激活与目标达成紧密相关。让我们来看一看这个方法的原理与你在第二章所设立的目标有怎样的关联。

史蒂夫的首要目标是改善亲密关系。当他开始行为激活时，他聚焦于与家人和密友有关的相对容易的活动。在这个过程中，他意识到为了做一个更好的丈夫、父亲和朋友，他需要首先照顾好自己的需求。比如，他发现每周去几次健身房和吃健康食物会使自己变得更加随和，于是史蒂夫将这些活动列入了清单。

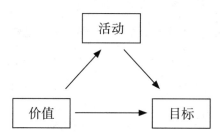

目标是由价值决定的，然后我们通过计划和完成特定的活动达成目标。想一想你的目标与你的价值和活动如何相关，活动完成将怎样帮助你实现目标。

围绕目标制订活动计划

行为激活为达成目标提供了一种循序渐进式的方法。这很像是一个团队为了赢得冠军赛，需要为每一场比赛制订一个计划，通过实现一个个小目标得以最终夺冠一样。因此，你需要根据目标选择活动，并且你的活动将能够推动你接近目标。对史蒂夫来说，他认为自己的价值体现在成为一个关爱孩子的父亲，于是他设立了每天为两岁的孩子读一本书的目标。为了实现这个目标，他做出更具体的计划"每晚睡前为两岁的孩子读书"。

循序渐进接近目标

通过设置一系列挑战等级逐渐提升的步骤，行为激活能够带领你逐步靠近你的最终目标。例如，一个人的目标可能是每周锻炼5次，每次45分钟。而在行为激活初期，锻炼这么长时间的难度也许是3级，所以每次15分钟的中等强度与难度的锻炼或许是适宜的。在相对容易的初始阶段所获得的成功将为今后进行更加困难（同时也更有价值）的活动打下坚实的基础。

进行全方位考虑

正如史蒂夫所认识到的，生活的各个方面并不是孤立存在的。就像想法、感受和行为之间密切关联一样，我们的生活领域也是彼此交织、相互影响的。

• 来自工作或关系的压力会影响睡眠。

- 朋友坚定的支持和关心会加深你的意义感和对人性的信任感。
- 克服成瘾行为的过程会对个人生活的几乎所有方面造成影响。
- 一个放松的周末会提高周一工作的效率。

当想到哪些活动能使你不断接近目标时，你需要进行立体的、多维度的考量。比如说，更多地承担家庭责任是否能改善关系？吃得更健康是否能使工作更有效率？不同生活领域中的进步很可能会彼此产生正强化。

克服障碍

行为激活是治疗抑郁最有效的手段之一，一部分是因为方法简单，但是简单并不意味着容易。即使我们打算遵循之前的步骤，有时候还是会完不成计划。当这种情况发生，首先要记住，对自己慈悲一点，别忘了你是一个人，而这并不是一个容易的任务。

慈悲包括了解我们的头脑如何工作以及如何创造条件为成功做准备。当然，我们可以责备自己，然后依靠绝对的意志力使自己变得更有活力，但我们还可以使用更有效的策略和手段来帮助自己完成计划。下面介绍一些最有效的方法。

确保任务是有意义的

我们没有完成任务的一个常见原因是这些活动不能带给我们任何满足感。比如，我们可能决定要开始坚持跑步，但事实上我们一直不喜欢跑步。又或者我们尝试重新开始做那些曾经带给我们乐趣的事情，但我们的兴趣已经发生了变化。

如果你发现无法完成为自己设定的任务，想一想你做这些事的动机是什么，是你觉得虽然事情值得做，但就是产生不了动力呢？还是因为这件事并不适合你，所以动力很低呢？如果你确定某个任务对你来说没有意义，选择其他替代活动——比如，也许你过去喜欢看传记，而现在对小说更感兴趣，听从内心的召唤。

分解大的任务

无法坚持完成计划的另一个普遍原因是这些任务让人望而却步。我们可能对某项活动是有兴趣的，也认为值得做，但就是不想去处理这项任务。

史蒂夫一直想在秋天清理花园，但不知何故一拖再拖。他意识到这件事让他感到压力重重，而积累到此时，任务已经增加到包括清理树叶、修剪草坪、清除菜园杂草和其他一些事情。史蒂夫决定先列一个需要完成的具体任务清单，然后只选择一项工作开始。他清理了菜园里的杂草，而一旦开始了工作，他就决定把清单上面其他几项也一鼓作气地做完。

当我们努力想变得更有活力时，维持动力是至关重要的。我们可以像史蒂夫一样，把任务分解得足够小，小到很容易开始，然后一步一步铺就通向成功的道路。当你回顾你的活动列表时，看看是否有哪些工作还需要分解成更小的任务。可以利用你的直觉做一个指标——当想象实施这些活动时，你是否感到阻抗和惧怕？如果是，将它们拆分成比较容易处理的小的任务。无需担心任务是否过小，只要它能使你开启行动。对庭院劳动来说，也许第一步就是"找出工作靴"。重要的是找到前行的方法，无论步子有多小。

为活动安排特定的时间

如果你对做某件事感到纠结，确保为这件事预留出一些时间。有时我们抗拒制订具体计划，因为日程无法确定或者我们喜欢有弹性。有时我们对某个活动既期待又害怕，一个开放的时间表可以在我们不想做的时候给我们留有余地。把任务写在日程表上可以强化要完成它的自我承诺，设置时间提醒也是一个好办法。此外，尽可能遵守计划，防止计划被打乱。回归生活轨道是第一要务。

遵守自我承诺

把计划写下来并列在日程表上能够强化自我承诺，将计划告知他人也能为我们额外提供坚持的动力。我的来访者常说，因为得向我"报告"，他们有了更多完成作业的动机。

如果你对做某件事感到纠结，是否可以找一个人分享你的计划？认真选择一位监督伙伴，确定他/她会在你没有完成任务时鼓励你，而不是批评或责备。如果能找到一个愿意同你一起完成活动的人，也是有帮助的，比如和同事一起午饭后散步。通过互相督促，你们可以彼此鼓励坚持下去。

一次专注于完成一个任务

当我们提前计划了好几个活动之后，任务清单可能会使我们倍感压力。虽然做第一个任务时感觉良好，但之后可能会同时关注后面的

9个工作。如果你发现自己对未来的任务感到焦虑，提醒自己当下唯一需要做的就是你正在进行的活动。聚焦于一点还有另外的好处——帮助你最大限度地从经验中获益，使活动的回报价值最大化。

处理功能不良思维

正像认知模型所显示的，我们的行为与想法和感受紧密相关，某些想法可能会阻碍我们完成计划好的任务。

一个想法出现在史蒂夫头脑里：今天早上不想去健身房了，去了可能心情也不会变好，接着他想起之前很多次运动的确帮助他改善了自己的情绪。于是他决定还是按计划去锻炼，带着一种实验的态度，想看看这到底有没有助益。

还有些想法可能会降低任务完成所带来的成就感，如"这个任务太容易了，不值一提，等我完成一项有难度的再说"，从而减少我们的获益。在正确方向上的任何一步都有价值，所以哪怕是最小的步伐都应该被视作一个成就。

如果你觉得你的想法干扰了行为激活计划，我建议你继续阅读下面的章节。

记录你的活动

在实施行为激活时，记录下每天如何度过是一个好办法，你可以使用日常活动表。记录日常活动有以下几个益处：

- 重视日程安排可以使我们更加活跃。

- 你可能会发现在某些时间段里还可以增加一些更有意义的活动。

- 你能够在随后几周里追踪你的进展。

- 相同的表格还可以用于安排日程和记录重要活动。

本章小结与家庭作业

　　本章概括了行为激活的原则。行为激活是一种简单但非常有效的帮助抑郁症患者回归生活并提升情绪的方法，它涉及一个系统化的方案，将有意义的活动纳入生活，成为生活的组成部分，从而带给我们满足和乐趣。本章还包括，在实施行为激活过程中产生阻抗时——这是很容易发生的——对你有效的策略。

　　随后几章将介绍与行为激活相关的技术，诸如打破负性思维模式、克服拖延症和自我照顾练习等。

　　现在，你需要做的是：

　　1. 用日常活动表记录活动。

　　2. 按照六步计划，把有意义的活动纳入日常生活当中。本周只需完成第一步到第四步，下一周再完成后两步。

　　3. 每天选择完成一两个活动，从难度较低的开始。

　　4. 运用所提供的策略来增加完成任务的概率。

　　5. 继续从活动清单中挑选活动并写在日程表上，定期检视这些活动是否有助于满足你的价值。

　　6. 当想到新的活动和你所重视的事情时，把它们添加进你的活动清单。

　　希望你享受这个过程并从中获益！

日常活动

时间	活动	愉悦程度（0~10）	重要程度（0~10）
5:00–6:00			
6:00–7:00			
7:00–8:00			
8:00–9:00			
9:00–10:00			
10:00–11:00			
11:00–12:00			
12:00–13:00			
13:00–14:00			
14:00–15:00			
15:00–16:00			
16:00–17:00			
17:00–18:00			
18:00–19:00			
19:00–20:00			
20:00–21:00			
21:00–22:00			
22:00–23:00			
23:00–24:00			
0:00–1:00			
1:00–2:00			
2:00–3:00			
3:00–4:00			
4:00–5:00			

今日心情评估（0–10）:_____

欲下载该表格，请登录CallistoMediaBooks.com/CBTMadeSimple。

第四章 识别和打破
负性思维模式

Chapter Four

在上一章，我们聚焦于行为。这一章我们将重点讨论认知行为疗法的另一核心技能：关注我们的想法。

苏珊这一年过得很辛苦，一方面，承担了更多的工作责任，另一方面，几乎同时她发现自己遭遇了严重的婚姻背叛，导致她连续数月睡眠困难，目前她感到抑郁，感觉整个人都要被压垮了。

在最近一次工作绩效评估会议上，苏珊听到让她伤心的消息，她的老板认为她的业绩在下滑。她在午餐时间跟朋友凯茜谈起了这件事，并忍不住哭了出来，她感到尴尬。"我的家庭生活一团糟，工作又失败了——我觉得自己太无能了。"苏珊说。

当她们在谈论这件事的时候，凯茜帮苏珊梳理关于这个情况她所没有考虑到的其他方面。比如，她提醒苏珊，正是因为她在工作中受到好评并相应获得升职，才因此承担了更大的工作责任。这次对话给了苏珊一个看问题的新视角，她的心情好多了。

在这一章中，我将邀请你像苏珊的朋友一样，但对象是你自己。你将认真地倾听你跟自己说的话，这样做可以给你自己一个机会抓住那些不正确或不完全正确的想法，正是这些想法严重地影响了你的情绪。

发现别人想法中的错误比发现自己的要容易得多。假使角色颠倒过来，苏珊也一定会指出凯茜的表现比她自己认为的好多了。我们很容易对自己的想法产生盲点，因此，我将介绍一种结构化的方法来检测和挑战我们的负性思维模式。

想法的力量

想法虽然看不见、听不着，也无法测量，但却具有惊人的力量，我们一整天的心情都可能取决于我们如何解读一件令人失望的事。想法还可能对我们的行为产生深远的影响，致使我们或原谅或报复，或参与或退出，或坚持或放弃。无论你纠结的是什么，想法都对痛苦的产生或持续起了作用。

在认知行为疗法中，这些令人不安的想法被称为负性自动思维，因为这些想法是在我们的头脑中自动涌现的。就好像我们的头脑有自己的思维一样，某些触发器会诱发自动化的思维方式。想法可能引起不必要的痛苦，但同时也具有疗愈功能，如果我们能驾驭思维，使它以对我们有利的方式进行工作的话，在这个语境下，驾驭是一个完美的词，意味着掌控某事为我所用。在本章和下一章中你会看到，我们不仅能避免被想法摧毁，还能利用它们使自己变得更强大。

让我们回头来看苏珊，这天她过得不太顺。在雨天开车回家的路上，她追尾了前面一辆车。在解决了与被追尾司机之间的各种问题之后——那位司机的态度可不太友善——她坐在自己车里，开始回想这件事，就像我们每个人在遇到烦心事时都会做的那样。

苏珊的第一个想法是"又一件事被我搞得乱七八糟，现在他们要提高我的保险费率了"。然后她的脑海中出现了朋友凯茜的形象，她想，如果是凯茜造成了一个轻微交通事故，自己会对她说什么呢。苏珊当然不会真的去跟凯茜说，她内心的声音是针对自己的。她想象自己告诉朋友："路上下着雨，而你又在辛苦工作一天后着急赶回家。你是人，别对自己那么苛刻。"

看着流淌着雨水的车窗，苏珊感觉到紧皱的眉头放松了下来。"也许凯茜是对的，"她想，"也许我做得比自己认为的要好。"想到被她追尾的那个人脾气那么暴躁，她甚至对自己露出了微笑，她为自己在交换保险信息时一直保持沉着冷静感到骄傲。她看到因为自己的正面态度，那个男人的粗暴语气缓和了下来。"我觉得我处理得不错。"她心里对自己说，继续开车回家。

我们的想法常常是功能良好的，能帮助我们做出明智的决定，但也会在某些时候有失偏颇。心理学家已经证明，人类在心理上存在许多根深蒂固的偏见，当我们正在体验像愤怒或抑郁这样的极端情绪状态时，这些偏见也许会变得尤其强烈。

举例来说，我可能认为某人故意试图使我难堪，但实际上对方完全是好意。发生类似思维错误的频率越高，受到严重焦虑等心理问题困扰的可能性就越大。接下来我们将探讨识别和处理这些思维错误的方法。

如何识别功能不良的想法

要是负面想法能自己告诉我们"嘿，这个想法太消极了，别太把它当回事"，那么我们就能很容易地了解负性思维模式了。不幸的是，我们倾向于认为自己的想法公正地反映了现实，"我是个让人失望的人"这样的想法也似乎跟"地球是圆的"一样客观。

因此，我们必须要比自己的想法更聪明。幸好我们的头脑不仅会产生想法，而且还具有注意和评估想法的能力。但在我们连续不断的思想流中，哪些想法才是值得注意的呢？

以下是几个可提示你或许存在功能不良的想法的线索：

你感到情绪突然变得消极。或许是你突然间觉得沮丧或感到一阵焦虑，或许是你感觉到一股怨气。如果我们能在这些时刻留意的话，将很可能发现那些驱动情绪发生变化的想法。

你似乎无法消除负面感受。困在一种情绪状态中不能自拔，这表明有某种思维模式在维持这种情绪。例如，你或许注意到自己整个上午都急躁易怒，或一天中大部分时间都感到恐惧，很可能在这些感受的背后有某些想法在起着维持作用。

你无法按照目标行动。你也许无法坚持完成自己所做的计划，或总是找理由不去面对你所害怕的事物。比如，一个学生可能会在"反正我也写不好"这样的想法驱动下一直拖延着不写论文。相反，正确的想法能够激励我们采取行动。

思维错误

精神病学家亚伦·贝克和大卫·伯恩斯以及其他人总结出思维错误的类别，又称为"认知歪曲"，常见的思维错误归纳如下：

思维错误	描述	例子
非黑即白思维（也称全或无思维，两极化或极端化思维）	看待事物两极化	"如果我考试没考好，我就是个十足的白痴。"
"应该"陈述	认为事物或情况应该总是他们所期望的样子	"我应该更耐心一点。"
过度概括	认为一个例子适用于所有的情况	"考试第一题我就答不出来，所以很可能其他题的答案我也不知道。"
灾难化	认为情况比实际上糟糕多	"客户今天对我很恼火，所以老板很可能会炒我鱿鱼。"
去正性化或低估正性信息	极度轻视与负性自动思维相矛盾的证据	"她答应和我约会只是因为她同情我。"
情绪推理	认为情绪传递的信息都是真实的	"我坐飞机很紧张，所以我的飞机发生空难的可能性很大。"
算命	在信息不足的基础上做预测	"租车公司很可能已经没有车了。"
读心术	认为我们知道别人的想法	"在同事或客户面前打不开电脑程序的时候，他们很可能觉我看起来像个傻瓜。"
个人化	对与己无关的事情，也会认为自己有责任	"她看起来很难过，很可能是因为我做错了什么。"
主观权利	期待根据我们的表现或地位达到某种结果	"我工作这么努力，理应获得升职。"
幸福外包	情绪由外部因素决定	"我快乐不起来，除非别人给我应得的尊重。"
无助的错觉	低估自己的能力	"申请工作是没有意义的，没有人会录用我。"
责任的错觉	高估自己的力量	"如果我讲话更有趣一些，我说话的时候甚至没有人会打哈欠。"

当我们询问自己当下的想法时,答案有时候很清晰,而有时候却不是那么显而易见。下面是一些能帮助我们了解自己心中所想的建议。

1. 想法可能是关于过去、现在或将来的。

• 过去:"听起来我就像个傻瓜。"

• 现在:"面试要被我搞砸了。"

• 将来:"压力太大,我会生病的。"

2. 为了识别想法,你需要给自己一些空间,包括:

• 找到一个安静的地方思考一会儿。

• 闭上眼睛观想所发生的事情。

• 做几个慢呼吸。

3. 除了语词的形式,想法也可能以意象或图像的形式呈现。例如:

• 想象自己大脑一片空白,茫然地盯着观众。

• 头脑里出现自己开车时发生交通事故的画面。

• 总有种自己还不够好的感觉。

记录你的想法

如果你刚刚开始学习认知行为疗法,或者你已经有一段时间没有做练习了,我建议你在开始挑战你的想法之前,花一些时间将想法和它们对你的影响记录下来。也许只是因为更多地觉察到想法,你就自然而然地开始改变思维方式,这并不奇怪。一旦我们开始注意自己的想法,我们的心智很容易就能辨别出它们的对错。我们总是认为是事件引发了情绪或行动，而忽略了我们对事件的解读。在认知行为治疗中，我们需要对介于事件与情绪或行为中间的想法进行识别。

当苏珊收到她的令人失望的工作业绩评估时，她意识到：

事件		情绪
评论	→	难过

然而，评论本身并不具有影响情绪的力量，相反，引发苏珊情绪反应的是她对评论的解读，而不是评论本身。

事件		想法		情绪
评论	→	"我把事情搞得一团糟。"	→	难过

一旦我们知道了苏珊的想法是什么，就完全能够理解她的情绪了。我们还可以检视想法与行为之间的联系，举例来说，也许我们会试着多走出家门，但却拒绝了一位朋友的见面邀请，这其中的逻辑可能是这样的：

事件		想法		情绪
朋友邀请见面	→	"我很可能没什么可说的。"	→	拒绝邀请

在未来几天里，当你遇到情绪挑战时，使用下面这个模板来记录你的想法。

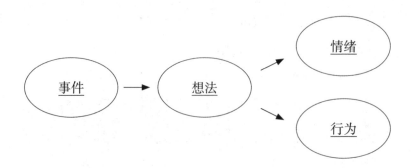

请记住，识别想法是需要练习的，我们识别想法的能力越强，越了解自己。在由想法、感受和行为构成的认知模型中，想法甚至有更大的力量。这三个要素之间彼此影响，如此这般，由想法驱动的感受和行为会反过来进一步作用于想法。因此，一个单一的负面想法可能会经由感受和行为的反弹作用而被放大或加强。

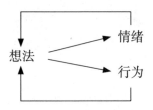

达到最深层的想法

有时候我们觉得已经识别出一个负性自动思维了，但却不确定为什么这个想法会使我们感到烦乱。举例来说，想象早上你正在穿衣，照镜子的时候你觉得衬衫看起来太小了。你的心情骤然低落，然后换了一套衣服。当你意识到发生了什么时，你回想事件过程并写下：

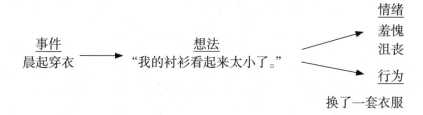

很难理解为什么这样一个想法会引起你的羞愧感和沮丧感。而且，想法表面上看并没有错，你确实需要一件大一点儿的衬衫。如果在想法与结果之间似乎存在某种错位的话，我们可以运用"箭头向下技术"来探寻真正的负性自动思维，很可能存在一个更加令人不安的信念影响着我们的感受和行动。

利用箭头向下技术，我们探索想法的含义——我们的想法意味着什么？在这个例子中，我们会问"你的衬衫看起来太小了"意味着什么。这个技术的名称来自我们在查探思路时所画的向下箭头：

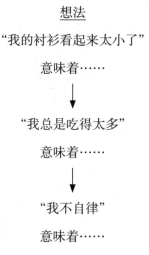

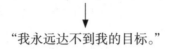

"我永远达不到我的目标。"

请注意，每向下一个箭头，我们就发现一个更加令人苦恼的想法，直到最后两个，确实让人沮丧。现在你能很容易理解那种惭愧和挫败感了。任何时候当你需要识别更深层的负性自动思维时，就可以使用箭头向下技术。

想法中的常见主题

不同类型的想法导致不一样的情绪和行为模式。举例来说：

主题	想法	感受	行为
无望	"我再也好不了了。"	沮丧 无价值 自卑 失落	退缩
威胁	"这次考试我会失败。"	焦虑 危险 不确定	自我保护
不公正	"她对我不公平。"	焦虑 委屈 违规	反击或报复

我们感受到的情绪能为识别我们有哪一种想法提供重要线索。比如，感觉愤怒表明我们认为自己受到了不公的对待。下面举例说明不同情绪状态背后的典型思维。

焦虑	"如果我生病或受伤，再也不能工作了怎么办？" "人们会看到我脸红，然后认为我是个傻瓜。" "开车的时候惊恐发作太危险了。"
沮丧	"我没有一件事做得对。" "我让所有人失望。" "没有我他们会过得更好。"
愤怒	"这儿其他人都在滥竽充数。" "她把我当傻瓜一样对待。" "我一直遭受不公。"

打破负性思维模式

一旦你能很好地识别那些与负面情绪相关的想法，接下来就该仔细审视它们了。

乔治是心理学专业的毕业生，在上学期第一堂课后的教学评估上，他看到几条关于他教学的负面评论，这让他非常失望。看完之后他对评估的印象是，大部分评论都是批评性的。结果，他开始质疑追求成为大学教授的梦想是否适合自己。

然而，当他第二次再浏览评估的时候，他发现正面评价与负面评价的比例是10∶1。他还意识到大部分的负面评论是他自己已经认识到的问题，是可以改善的，如讲课时更生动一些。"我的学术生涯还是有希望的。"他想。

打破负性思维模式的主要策略是将我们的想法与现实进行比较。我们告诉自己的是否合乎理性？或者我们的想法无法反映实际情况？不必担心自己是否过于乐观或自欺欺人，我们只是在检视我们这样想是否有根据。

遵循事实

下面一系列步骤将帮助你识别想法中可能出现的思维错误。

第一步，寻找支持想法的证据。

你相信你的负面想法是真的有道理吗？在乔治的例子中，有几个批评性评论支持他关于自己不是一个好讲师的想法。要注意，在这一步需要尽可能地客观，既不要遗漏任何可获得的证据，也不要过滤掉那些负面证据。

第二步，寻找反对想法的证据。

有没有被想法忽略的事实存在，就像乔治忽视那些占多数比例的正面评价一样？或者也许你承认这些反对证据，但认为它们不重要，正如乔治虽然知道他也收到了积极评价但却认为"只是几个而已"，而且只是因为评价者们"太善良了"。对正面和负面评论计数让他有了一个客观的衡量。你还可以想象如果一个朋友处于你的状况，你会告诉他什么。你会指出哪些被他们忽视的不支持他们想法的证据？

第三步，寻找可能的思维错误。

接下来，将你原本的想法和你已经收集的证据进行比较。是否发现有如第81页表中所列出的思维错误？还需注意，可能你虽然正确地获得了事实信息，但却歪曲了它们的含义。比如，乔治正确地认识到他需要改进教学，但却小题大做地认为这意味着他不适合做教授。因此，问问自己是否你的想法只是你的猜测。即使你的想法是正确的，它真的有看起来那么糟吗？将你发现的思维错误写下来。

第四步，找出更加准确且有助益的看待情境的方式。

要如何矫正你最初的想法以使它更符合现实？要注意想法应该基于事实，而非泛泛的自我肯定或对自动思维的单纯否定。例如，乔治可能会试图反驳他关于讲课的负性自动思维，"我实际上是一个很棒的老师"，但这个想法没有力量，因为它只是一个观点，而并不是乔治所真正相信的。记住，没有必要试图哄骗自己相信一个更好的想法。只要遵循事实，写下可替换的思维方式就可以了。

第五步，注意并记录新想法对情绪和行为的影响。

练习新的思维方式将使我们开始体验情绪和行为的变化。留意你所意识到的任何影响。你应该一如既往地对自己诚实，即使那意味着你得承认你没发现任何情绪和行为上的改善。重要的是知道哪些方法对你有效而哪些无效。

下面的例子说明凯拉—— 一位有四个孩子的职场母亲，在她忘记给母亲打电话祝贺65岁生日以后如何应用这个方法来处理她的负性自动思维。

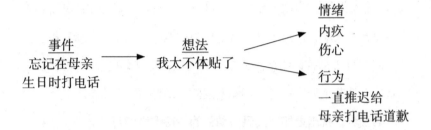

支持想法的证据	反对想法的证据
● 我忘记在母亲特别的生日给她打电话 ● 几年前我忘了送父母结婚周年贺卡 ● 我有时会忘记朋友的特别事情或特殊时刻	● 每两年我都记得在父母生日打电话 ● 我常常为朋友的生日做一些特别的事 ● 母亲生日那天我忙着带生病的女儿去看病 ● 我现在很担心可能伤害了妈妈的感情 ● 我确实想着在她生日时给她打电话，但没有能力办到
想法中是否存在思维错误?	
过度概括——我认为这一个错误定义了我是一个什么样的人	
看待这一情境更准确更有益的方式	
我确实想打电话给母亲，但忙于处理工作和照顾生病的女儿。今后，我可以设置提醒，这样比较不容易忘记。至少这不是世界末日，而且在我终于打了电话的时候，我妈妈对这事非常理解。	
新想法有什么效果?	
我不再感到内疚和伤心，而且想起自己对别人做过的温暖的事情让我感觉很好。	

　　开始之后，最好按照这个书面结构进行练习。通过训练，我们可以逐渐脱离正式记录想法的方法而只需及时抓住并修正错误思维。

本章小结与家庭作业

本章介绍了如何识别和打破负性思维模式的关键技能，学习通过认真倾听自己的声音并寻找线索发现想法的含义，你还思考了一个计划，对想法进行现实检验。

通过练习，你可能会发现某些主题会反复在想法中出现，这些主题就是某些引发负性自动思维的内在信念存在的证据，我们将在下一章讨论这一话题。

现在，我邀请你进行下面的练习步骤：

1. 注意那些负性自动思维可能正在工作的线索（如，心情突然低落）。

2. 练习使用第81页的表格记录负性自动思维。

3. 必要时运用箭头向下技术深度探索你的真实的令人不安的想法。

4. 当你能够轻松识别出想法时，就开始使用五步方案检验这些想法的正确性。

5. 当你具备识别并厘清自己想法的经验，就可以开始即刻应用它们，而无需再写下来。

需要时可以再次使用完整记录的方法，处理更具挑战性的思维，或调整练习形式。

本章小结与家庭作业

支持想法的证据	反对想法的证据

想法中是否存在思维错误?

看待这一情境更准确更有益的方式

新想法有什么效果?

第五章　识别和改变核心信念

Chapter　Five

在第四章，我们介绍了发现和改变负性自动思维的方法。如果你是第一次接触认知行为疗法，我建议你在继续本章之前先阅读第四章。在这一章中，我们将探讨是什么驱动了负性思维。为什么我们的大脑会如此迅速并且毫不费力地产生那些思维模式？我们将更深入地探究思维过程的本质，发现构成日常思维基础的深层信念——通过认知行为疗法这些信念能够被矫正。

"你介意帮我把拉链拉上吗？"当他们为节日聚会做好准备时，莫拉问西门。"搞定。"他帮她拉上拉链并扣紧了上面的扣子。莫拉转身照镜子检查她的裙子，西门有点儿恼怒地想："她应该跟我说'谢谢'，不是吗？"之后，当他们准备出发时，西门问莫拉是否要带上她做的沙拉。"噢，当然。"她回答，西门再一次感到些微不快。尽管坚持让对方说"请"和"谢谢"显得小气，但西门还是觉得他帮莫拉做的事情没有得到感谢，虽然都是些小事。他拿着沙拉上车时忍不住想说一句"不客气"来反讽一下莫拉，但还是克制住了。

在其他时候，西门会觉得妻子没有看到他工作多努力或不了解他工作压力有多大。他认为她对三个孩子倾注了几乎所有的时间和注意力而忽视了他。随着他越来越意识到这些想法和感受，西门开始感觉到自己对孩子有类似的情绪，并且这种情绪也出现在工作中。有一天，他脑海里冒出一个想法："等等——真是其他人的问题吗？还是我倾向于认为自己总是被别人理所当然地利用。"

西门开始认识到某种核心信念的存在。心理学家朱迪斯·贝克（亚伦·贝克的女儿）将核心信念定义为"信念的最根本环节，它们是全面的、牢固的和被过度概括的"。换句话说，核心信念构成了我们世界观的基础。

核心信念的概念说明负性自动思维并非随机出现。当我们注意自己的想法时，会发现反复出现的主题。每个个体有不同的特定主题，对不同情境的典型应对方式反映了我们的核心信念。

一个核心信念就像一个电台——播放的歌曲不同，但却同属一种类型，如乡村音乐、爵士音乐、流行音乐或古典音乐。当你调到某个电台，就会知道你将会听到什么风格的音乐。同样地，我们的核心信念暗示了可预测的想法。比如，西门关于自己不被赏识的核心信念激活了他认为其他人缺乏感激之心的负性自动思维。

通过注意你的想法常常播放的"音乐"，就会发现核心信念影响想法的频率。而通过训练，你将发展出"切换电台"的能力。

我们为什么会有核心信念

我们的大脑不得不对数量惊人的信息进行加工。想象一下你正走在一个大城市里寻找一家餐厅，你将和朋友在那里见面。当你走进餐厅，你的感官被无数的刺激源冲击——人们或站或坐，不同的房间，等等。如果你必须有意识地处理每一个信息源，你将要耗费大量的时间才能搞清楚状况。

幸运的是，我们的大脑里包含了各种能帮助我们迅速弄清状况的"地图"，就好像我们并不是第一次走进这家餐厅一样。我们知道那个招呼我们的人是服务员，于是解释我们将在这里与一个朋友见面，朋友很快就会到。坐下后服务员递给我们一张纸，我们一点儿也不会感到惊讶，因为我们知道那是菜单，上面列着食物、饮料和价格。整个用餐过程将以一种可预测的方式进行，直到最后付账，跟服务员说"再见"，然后离开。

这个例子说明我们的大脑会根据先前的学习发展出快捷方式。一旦具备关于某种经验的知识，我们就能够有效地应对这种情境。这种能力表明，我们依赖一种引导行为的内在模式将系统知识带入经验之中。

认知心理学家将这种内在模式称为"图式"或"脚本"。如果你留意自己的日常生活，会发现你的众多日常活动都遵循着脚本，例如准备好开始工作、做饭、开车、在杂货店结账等，不胜枚举。这些脚本使我们产生自动反应，常常无需意识思维，就像我们可以一边听收音机一边安全驾驶一样。

以同样的方式，我们的心智发展出某种心理结构，帮助我们处理各种潜在的情绪状态，如拒绝、成功、失败等等。举例来说，假如我们经历了一个小的失败，像错过了火车，然后参加会议迟到了，我们可能会认为自己是不负责任的，于是产生内疚和懊悔的情绪。我们也许会紧张不安地走进会议室，言谈举止表现的不仅仅是歉意，还有某种"我做得很糟糕"的意味。这些想法、感受和行为源自"我不够好"的核心信念。开会迟到这件事并不会导致产生这个信念，而是再次确认了这个信念："看，这是另一个我有多不称职的例子。"

拥有不同的核心信念会导致个体的反应大不一样。如果我从根本上相信自己是一个有价值的人，就可能会认为迟到让人感到遗憾，但并不会因此否定自身的整体价值。如此我一定也会在去工作的路上感受到更小的压力，因为我作为一个人的价值并不取决于我是否准时。即使老板指出我迟到的问题，也不会对我的自我感觉造成严重的影响。

有时候，我们的核心信念会通过我们如何设想他人对我们的看法而显示出来。这个过程是一种"投射"，我们将自我认识投射到了他人身上。例如，如果我犯了一个错误，然后认定其他人会觉得我是个让人非常失望的人，可能的情况是，我就是这样看待自己的。留意你如何假设他人对你的看法能够使你的核心信念显现出来。

识别核心信念

想一下那些经常出现在你头脑中的负性自动思维，你是否注意到任何反复出现的信息？你可以回顾一下那些引发特定情绪和行为的共同主题。

如果你已经开始练习识别和改变自动思维，可以把那些想法记录在下图中的外围圆圈中。

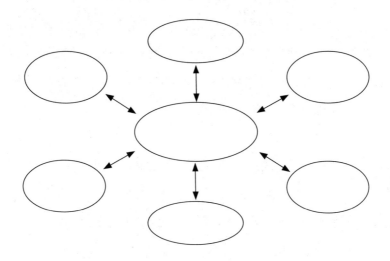

当你检视这些自动思维时，是否发现有一个核心信念把这些想法联系了起来？若是如此，在图表中心的圆圈里写下这个核心信念。

埃斯特很担心自己的健康，她完成了以下的核心信念图表。

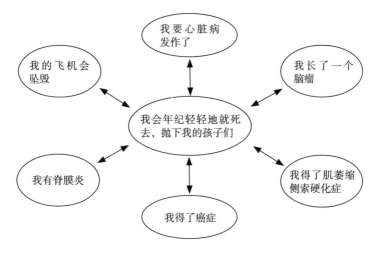

例如，当埃斯特乘飞机时，她把每一次气流颠簸都看成是飞机即将坠毁的信号。我们可能会认为多次安全降落会减少她对飞行的恐

惧，因为事实证明了她的恐惧是不合理的。然而，核心信念就像一个过滤器一样，只让那些能够证实我们信念的信息通过。每次坐飞机，埃斯特都会产生这样的自动思维"我们要坠落了"，她因此总是认为自己是侥幸逃脱了过早死亡的命运。她不仅不会感到更安全，反而更加确信下一次就不会如此幸运了。

正如埃斯特所了解到的，核心信念与自动思维以自循环的方式工作，彼此互为因果。当你更加了解自己的思维模式后，留意那些核心信念干扰你对现实的客观看法的情况。这个过程需要密切关注特定情境下思维错误的存在，注意不要相信大脑告诉我们的所有想法。

记住，负性核心信念可能会在我们感觉良好时处于休眠状态，而在我们被强烈的情绪控制时出现。有抑郁倾向的个体更有可能在经历消极情绪时呈现更多的负性信念，提高了未来抑郁发作的风险。幸好我们可以通过训练我们的心智来预防复发，因为那些使用过认知行为疗法的个体在情绪低落时呈现出较少的负性思维。

你还可以使用箭头向下技术探索你的核心信念。每一步都问问自己，如果想法是真实的，则意味着什么。

埃斯特运用箭头向下技术来探究她关于得癌症的自动思维的含义：

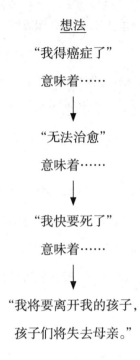

想法

"我得癌症了"

意味着……

"无法治愈"

意味着……

"我快要死了"

意味着……

"我将要离开我的孩子，

孩子们将失去母亲。"

核心信念是如何产生的

受遗传基因的影响，有些人或许更容易发展出消极的核心信念。体验负性情绪的倾向性很大程度上取决于我们的基因，人格研究者将其称为"神经质"，研究显示核心信念与神经质水平紧密相关。然而，基因差异并不能解释我们所持有的特定核心信念，这些特殊信念源自我们的生活经验。

苏菲一直纠结于自己在某些方面不够好，她从记事起就开始有这种感觉。她回忆起早在幼儿园时的一个类似感觉，由于幼时患有注意缺陷多动障碍（ADHD），虽然很聪明，但很晚才开始学习阅读。搬家后她的父母安排她在不同校区的幼儿园重读，以便她有机会跟上她的同伴们。

相比之下，苏菲的妹妹克莱尔5岁之前就会阅读了，而且父母常常称赞她冷静的行为和在学校的出色表现。成年后再回想，苏菲怀疑她的自卑感一部分源于她感觉到父母对她的失望以及她认为父母爱克莱尔胜过爱她。

单一的事件，如父母偶然一次的不赞同或轻微的嘲讽并不会留下长久的印记。然而，一种常规的对待模式将很可能会形成个体看待世界与自我的方式。如果事件具有足够的创伤性，那么经历一次就足以塑造我们的信念。比如，遇到一次袭击就可以改变你对世界安全的看法，遭遇一次背叛就能使我们不再信任他人。

我们还可能基于成长过程中所观察或注意到的事物发展出某些核心信念。举例来说，如果我们目睹父亲时常处在财务压力之下，我们也许会形成有关经济紧张的核心信念。又或者，如果母亲不断地警告我们要注意安全，我们有可能会产生世界充满威胁的核心信念。

某些在早期生活中发展出的信念在当时是有意义的，但现在已不再适用。例如，一个经常被父母打骂的男孩儿可能会认识到为自己辩解只会招来更多责罚，结果形成"我是无助的"这样一个核心信念，这个信念反映了他对所处情境的无力感。几十年过去了，即使他早已不再是那个无助的小孩，但这个信念可能依然存续。

花一些时间想一想你自己的经历，是否有些生活事件可能参与塑造了你的核心信念？在你的成长过程中，主要的家庭动力学关系如何？生活早期的学习情况如何？是否为父母有意的安排？这些经历如何影响了你的世界观，以及对自己和他人的看法？花些时间将你的想法写在日志本上。

建立新的核心信念

当你已经识别了自己的核心信念并记在了日志本上，接下来要如何改变它们呢？让我们考虑几个你可以运用的工具。

苏菲认识到她关于自己有根本性缺陷的核心信念很可能并不完全正确。尽管如此，她仍然在情绪层面无法消除这种感觉。把它当作一个实验，苏菲开始寻找支持和反对她关于自己负面认识的证据。这种实验的态度激发了她的好奇心——是否这些年我一直错误地看待自己？

回顾你的经历

苏菲开始回顾她的生活经历，惊奇地发现能证明她的优点的证据与证明缺点的至少一样多。例如：她努力考上了一所很好的大学（尽管她的高中成绩并不是很拔尖）并以优异的成绩毕业。

苏菲发现她低估了自己在大学里优秀的学业表现，而告诉自己表现好"仅仅是因为我学习很努力"。当她察觉到自己使用了原先的负面过滤器时，她意识到自己识别出另一个长处——她是一个勤奋的人。

回想一下你自己的生活经历，有哪些证据在支持你的核心信念？是否存在相反的证据？将你的回答记录在下面的表格中。留意你的核心信念也许会使你的记忆或对事件的解读存在偏差。例如，关于"我是一个失败者"的核心信念是否会使你将令人扫兴的情况完全归咎于自己？尽可能利用这个练习公平地检验你的信念。

当你查看已完成的表格时，能否得出关于核心信念准确性的结论？你的核心信念是否建立在某种思维错误之上，比如非黑即白思维？

核心信念： _____

_____

支持信念的证据：	**反对信念的证据：**

我的核心信念的准确性：

_____

_____

_____

替代信念：

_____

_____

_____

就像处理自动思维一样,看看你是否能发展更加基于现实的信念。没有必要矫枉过正,像"我极其胜任"这样的极端积极信念可能并不以事实为基础,所以很难让人相信。苏菲提出"我有很多优点"的替代信念,对她来说,这个信念不仅正面而且合理。

此外,如果你觉得很难相信替代信念是真实的,不必担心。负性核心信念可能会很顽固,矫正它们需要时间和反复练习。

检验现有的证据

我们可以对现有的负性核心信念进行类似的检验,你可以使用相同的表格将支持和反对信念的证据在一天中记录下来。在这一天结束时,回顾你写下的内容并检验这些证据——它们在多大程度上支持着你的信念? 一如既往地,你不需要强迫自己相信什么,培养新的思维方式需要时间。

运用正性的思维方式

被我们识别出的负性核心信念已经无数次歪曲了我们的想法、感受和行动。要改变它们需要持之以恒地练习,不仅仅要检验它们的正确性,还要学习新的思维方式。如果我们只是否定了旧有的信念,那用什么来替代它们呢? 我们需要发展新的思维方式来支持更健康的核心信念。

■ 正向引导

当我们开始了解我们的大脑如何对某些情境做出反应时,就能预测出我们的自动思维了。

温迪的工作需要她经常做演示报告，她承认自己总是预想听众会对她评价很低。她识别出自己"我不可爱"的核心信念，在她演讲时，这个信念就像一个过滤器一样在工作。她的大脑把听众的每一个微妙动作都解读成他们不喜欢她的证据，比如，当有人交叉双臂抱在胸前，她会认为他们开始对她失去耐心。

一旦温迪知道她的头脑会在她演讲时做什么，她就无需等到负性思维自动呈现再来应对了。相反，她可以通过认真规划来控制自己的反应。温迪在一次演讲之前完成了下面的列表。

情境：做演示报告

相关核心信念：我不可爱

更基于现实的核心信念：大部分认识我的人看起来是喜欢我的

可能的自动思维	理性的回应
他们感到无聊。	参加者始终评价我的演讲很有趣。
他们看得出来我对这个话题一无所知。	经常有人告诉我，我的演讲包含大量有用的信息。
他们看起来很困惑。	人们常常称赞我的讲解很清晰。
我是个糟糕的演讲者。	我的老板认为我是部门里最好的演讲者。
他们什么也没了解到。	人们经常告诉我，他们从我的讲话中学到很多。

在温迪上一次做报告之前，她回顾了这份填好的表格。她提醒自己记住那些替代核心信念，并阅读针对她的负性自动思维的理性回

应，在每一个回应后面都给自己一些时间内化这些准确的观察结果。当开始演讲时，她关注"正性的一栏"，她的演讲是出色且信息丰富的，人们很享受。她还提醒自己如果旧的信念出现了，不要相信它们。

你可以用温迪的表格来练习培养具有适应性的思维模式。记住，光有一般性的积极肯定断言是不够的，你需要特别针对困扰你的功能不良模式发展新的思维方式。

当负性信念被激活，我们被负面自动思维淹没的时候，要想起否定负性核心信念的证据是很困难的，虽然此时是我们最需要反对证据的时候。因此，将应对预期会出现的负面想法的方案写下来是很重要的。用索引卡记录你的方案或许是最方便的办法，朱迪斯·贝克博士将这种卡片称为"应对卡"。

当你遇到一个有挑战的情境，回顾支持更现实的核心信念的证据。你甚至可以利用早上起床后和晚上睡觉前思考你的负性自动思维，并练习更正面的思维方式。这种先发制人的方法不但总是可以起到防御作用，还能有效地消除负性信念，而不是强化它们。

认知行为治疗中的"轮转冰球"

当我刚开始学习认知行为疗法时，心理学家罗伯特·德鲁贝斯博士是我的督导。他的具有开创性的研究工作表明，认知行为疗法与药物干预对于抑郁症治疗同等有效（你可以在本书序言中看到他的名字）。德鲁贝斯博士用"轮转冰球"来比喻在认知行为疗法中想法如何改变。冰球运动员在进攻区域一边寻找进球机会一边不停地轮转冰球，在保持运动中将球传递给另一个人。

认知行为治疗中的"冰球"就是反驳我们核心信念的证据，而我们不断地轮转冰球就像反复思考那些显示我们的核心信念不正确的信息。进球意味着大脑接受了证据而改变了核心信念。当你有茅塞顿开之感时，你知道是证据击中了要害，这种感觉或许就像顿悟时刻。

在认知行为疗法中，这些时刻与德鲁贝斯博士和他的同事们所认定的"突然获益"有关，抑郁症状在"突然获益"发生后会显示快速缓解。"突然获益"还使未来复发的可能性降低，表明认知改变具有保护作用。

■ **记录正性事件**

大量研究表明了观察正性生活事件的益处。只需在每天结束前写下三件进展顺利的事情，接着，写下顺利的原因：是纯靠运气？还是通过自己的努力或是别人的帮助？持续的练习将会带来更大的幸福感，减少抑郁。

记录还能为你提供机会发现反对负性核心信念的证据。例如，一个相信"我总是做错事情"的女人可能因此发现自己成功地解决了一个很棘手的工作问题，从而否定了她的核心信念。

■ **卸下想法的重担**

一旦识别出我们的负性核心信念，我们就会知道自己会产生什么样的负面想法。通过练习，我们会越来越不把消极的自动思维当回事。在最初阶段，有必要深入探究这些想法，把它们写下来，寻找支持和反驳的证据，等等——正如我们在第四章所介绍的整套方法。

随后，在某个节点我们确信自动思维并不是真实的。在这个阶段，我们可以迅速地脱离想法；事实上，不再关注它们。

大多数人发现使用一个固定短语来标志对自动思维的拒绝是有帮助的。感受一下下面这些例子，找到一个适合自己声音和风格的表达是很重要的。

- 噢，你又来了？
- 哈，这个想法不错。
- 噢，不，你控制不了我。
- 我不会上当的。
- 这个想法真傻！
- 太可笑了！我以前竟然相信这个。

一个提醒：注意不要采用自我批评式的短语，这个练习的目的不是惩罚或责备自己。

当我们不再那么在意负性想法时，我们与想法的关系开始改变。在下一章学习正念的原则和修习方法的同时，我们将进一步了解这一概念。

本章小结与家庭作业

　　本章中，我们以第四章的方法为基础识别和挑战核心信念。我们看到这些信念是如何发挥双重作用的，不仅导致负性自动思维，而且产生一个心理过滤器，干扰我们客观评估自动思维的能力。要改变我们的核心信念并不容易，需要坚持不懈地练习。当你试图矫正这些根深蒂固的信念时，记得对自己耐心一些。

　　本章作业包括各种识别与改变核心信念的技术。

　　1. 留意在你的负性自动思维中反复出现的主题。

　　2. 使用箭头向下技术探索自动思维的含义。

　　3. 回顾可能在过去塑造了你核心信念的那些经历。

　　4. 检验可能支持或反对你的核心信念的证据，包括过去和现在的。

　　5. 在有可能诱发与核心信念相关的自动思维的情境中练习正向引导。

　　6. 每天记录三件进展良好的事情，并写下原因。

　　最后，随着时间推移，你将可以轻而易举地摆脱不正确的想法，轻松前行。

第六章　保持正念

Chapter　Six

　　我们会在本章探讨正念，也就是与CBT相融合的认知与行为技术的"第三代浪潮"。在过去几十年里，正念出现并逐渐成为我们应对困难情绪时保持内在平衡的有效方法。

　　马特不知道自己还能忍受这个局面多久。过去的几个夜晚，他一直都在努力让他幼小的女儿逐渐适应在摇篮里自己睡着，而不是被摇晃着入睡，事情进展得并不像他想象的那么顺利。

　　"她现在应该睡着了吧。"他暗自揣测。然而此时，女儿还在不停地咿呀学语。他只能再次走进女儿的房间哄她睡觉，他觉得女儿要睡着了，就又离开了。然而，一分钟以后，他听到婴儿监视器中孩子清醒的声音。几分钟以后，她的咿呀声变成了哭泣声。马特知道，自己又要去哄她了。

　　他摇着头，走进了女儿的房间，希望女儿不要察觉到他的烦躁。他轻拍着孩子的背部，揉揉眼睛，在黑暗中紧咬牙关，希望能彻底清静下来，看看电视节目。

正念是什么

　　如果你注意一下自己的头脑正在做什么，就会发现它有两个很明显的趋势。

1. 头脑会聚焦于一些事物，但并不一定是当下发生的事情。大多数时候，我们会沉浸在对过去已经发生或未来可能发生的事情的思考。因此，我们的幸福感经常被那些与自己当下情形无关的事情所影响。

2. 头脑总是会对现实做出"好"或"坏"的评估。这评估完全基于事情进展得是不是如自己所愿。我们试图抓住自己喜欢的事情，远离那些我们不喜欢的事情。

从一方面来说，这些趋势是人类头脑的正常表现，但它们也会给我们造成问题和不必要的痛苦。专注未来，通常会使我们担心或焦虑根本不会发生的事情，对过去发生的事情进行思维反刍，会使我们悲伤难过，并懊悔那些我们根本无法控制的事情。

在这个过程中，我们错失了当下一闪而过的体验。我们不去真正地理解身边的人，不去欣赏周边的自然之美，或此时此刻的景象、声响和其他感官体验。

我们不停地对事物进行自动化的评价——它是有利的还是有害的——这也会让我们产生不必要的痛苦。于是我们会抗拒自己不喜欢的事情，尽管这种抗拒根本无效。举一个显而易见的例子，你可能会因为天气产生情绪波动——无论你怎么诅咒雨天，它也不会因你而停，我们只是在这个过程中自寻烦恼罢了。

正念练习，就是改变这些习惯的方法。

当下

正念说起来很简单，也就是觉察当下，仅此而已。如果你在遛狗，就关注这个体验；如果你在吃午餐，就聚焦吃午餐这件事；如果你与伴侣争吵或是在那之后拥抱彼此，那么就全情投入这段经历。

在正念学习中，有时我们会说："我本来就知道，我在遛狗。我本来就知道，我在吃午餐。正念还能有什么帮助呢？"但是，正念不仅仅是要我们明白自己在做什么，它会让我们深入地体验，并有意识地培育我们与体验的联结。我们不仅仅是在遛狗，我们还会注意天空的颜色，脚底与地面接触的感觉，狗发出的声响，拴狗绳上时而产生的拉力。正念是要我们对自己通常会错过的那些体验开放觉察。

同时，正念的方式并不需要我们对自己正在投入的事情额外做些什么。如果我们在跑步，我们就专注跑步。如果我们在开车，我们就专注开车。人们有时会反驳说，专注某些特定情境可能会造成分心，甚至会带来危险。事实正相反，我们在专注自己做的事情时才是更安全、更少分心的状态。

简言之，投入当下的生活是要立刻完成两件事。首先，它让我们对正在发生的事情有更多的体验，如此我们就不会以梦游般的状态去生活。我们会在现实中，甚至最平凡的活动中，发现富足。其次，当我们投入当下，就不会对过去进行思维反刍或害怕未来，这些是正念练习能降低焦虑与抑郁的主要原因。

所以，我们的许多不快乐，都起因于一些与当下真实体验无关的事情。例如，一个傍晚，下了火车以后，我走路回家，并开始思考孩子们的健康问题。在意识到这一切以前，我已经在想象着一个可怕的场景——孩子中的一个病得很严重——我开始感到焦虑和沮丧，就好像这一切已经发生了一样。当我意识到自己处于想象之中，并回到当下时，我注意到了真实的情况：傍晚的余光、飞翔的小鸟、绿色的草地和蓝色的天空。据我目前所知，孩子都很健康，我不应该生活在悲伤的幻想之中。当我回家看到了他们时，我禁不住对着那些想象笑了起来。

"体验当下的方式，就是意识到，正是这一时刻，正是生活中的这一点一滴，才是你要持续体验的一切。"

——丘扬·创巴（Chogyam Trungpa）、香巴拉（Shambhala）、《勇士神圣之道》（*The Sacred Path of the Warrior*）

接纳

正念觉知的第二个核心特征是接纳，也就是对展开的体验保持开放。

在一个个痛苦的夜晚之后，马特意识到，他需要以一个新的视角去看待女儿的睡觉时间。第二天夜晚，他决定尝试一个不同的方法——如果无论发生什么，他都顺其自然地度过这个夜晚，那又会怎么样呢？抗拒根本没让事情有一点好转：它让马特每晚都沮丧地面对女儿。他决定尽力帮助女儿入睡，并放下意欲控制女儿入睡时间的强烈执念。

女儿第一次哭时，在走进她房间以前，马特镇定地吸了一口气。马特没有对自己说"我讨厌这样"或"这太荒唐了"，而是想"这就是此时此刻正在发生的"。然后他解读了这句话的实际含义：他正站在女儿的摇篮旁，任何语言都无法表达他对女儿的爱。马特轻拍着女儿小小的、巴掌大的后背，他可以听到女儿的呼吸越来越慢，他意识到自己在那一时刻对一切都没有任何抱怨。他不冷，不饿，不渴，他很安全。女儿很健康，她只是还没睡着而已，这一切或许再正常不过了。

马特的例子展示了正念接纳带来的影响。首先，正念接纳不意味着我们要消除对事情如何发展的期待。当然，马特仍然希望女儿轻松、快速地入睡，让自己可以在每晚享有更多放松的时间。接纳意味着更轻松地对待那些期待，而不是在自己要让女儿睡觉，但女儿没有睡时，认为女儿做了错事。

因此，马特并没有放弃，也没有停止努力，他仍然要让女儿逐渐按照他和妻子约定的时间，自己在摇篮里入睡。他承认无法控制女儿的睡眠，但同时坚持执行计划，并对事情的发展有了理性的预期。

当我们停止与事情的发展抗争时，就卸下了大部分的压力。在我职业生涯的早期，有一个特别执拗的主管，当我试图弄懂她无理取闹的原因时，我经常发觉自己纠缠在想法里。最终，我做到了接纳她难相处的事实，她只是不好相处而已。我的接纳并没有改变她的行为，但却使我不再受到她行为的影响。她并没有做什么出人意料的事情，她只是一贯如此而已。

关于接纳的关键一点是，它让我们对自己面临的现实恰当地做出回应。我对领导坏脾气的接纳让我清醒地意识到，我需要换个工作了，这体现了接纳与压抑的区别。

正念的好处

正念训练能帮助个体应对多种心理与生理状况，适合的状况包括焦虑症、注意缺陷多动障碍、慢性疼痛、抑郁症、进食障碍、过度愤怒、失眠、强迫症、关系困难、戒烟和压力，等等。很多治疗程序都是把正念融入CBT发展而来。首先要说的一个是，由心理学家辛德尔·西格尔（Zindel Segal）、约翰·斯蒂代尔（John Teasdale）和马克·威廉姆斯（Mark Williams）创立的，针对抑郁症的MBCT（正念认知疗法）。该流派创立者认为，正念技术能有效降低某些引发抑郁的因素的影响。例如：练习关注内在体验可以提高对抑郁症早期预警信号的觉察能力，如不现实的、负面的自动化思维。

MBCT应用了传统CBT的方法治疗抑郁症，以正念训练预防复发。MBCT的训练主要聚焦于应用正念觉知去觉察功能不良的想法，它也强调改变我们与想法的关系，我们可以学着将想法仅仅看作想法，而不是我们需要做出回应的问题。

众多研究显示，MBCT达到了这个目标。例如，斯蒂代尔、西格尔、威廉姆斯和他们的同事进行了一项针对抑郁症复发人群的研究，他们发现，MBCT组的复发率比接受了其他治疗方法（例如，抗抑郁药和其他方式的心理治疗）的对照组，低了将近一半。

由斯蒂芬·海斯创立的ACT（接纳承诺疗法），在治疗诸如抑郁症、焦虑症和慢性疼痛等几种疾病方面，得到了强有力的研究支持。正如这种疗法名字提示的那样，它强调了对自己体验的接纳，从而承诺采取朝向价值的行动。与ACT紧密相关的是，基于接纳的行为治疗，它由苏珊·M.奥尔西罗和丽莎白·罗默创立，治疗广泛性焦虑障碍。针对边缘型人格障碍（一种使人衰竭且治疗难度很大的病状）最有效的疗法，包括运用强有力的正念技术处理情绪应对困难，而难以控制情绪正是此种人格障碍的症状表现之一。无疑，正念在很多心理问题上都能起到一定效果。这种方法到底是怎么起作用的呢？

正念如何发挥作用

正念训练会在如下几个方面产生效果：

对我们的想法和情绪有更多觉察。当我们通过练习变得更加专注，并能直面现实，我们就会越来越了解自己。我们给自己空间，去认识我们的思维与感受方式，并且因为我们接纳了现实本来的样子，也就不再抗拒自身的体验了。

更好地控制情绪。更好地觉察内心体验，有助中断诸如思维反刍和怨恨难过等无用想法带来的影响。聚焦当下还会让我们变得平静，从而可以轻松对待那些失控的情绪。

改变我们与想法的关系。我们的头脑会不停地产生想法。当我们在正念训练中允许这些想法自由来去时，我们就会开始减少对它们的关注。我们会认识到，它们只不过就是头脑冒出的观点而已，并不一定符合现实情况。

减少自动化反应。当我们与想法的关系发生了积极的转变，那些对我们不利的习惯性反应倾向就会越来越少。正念可以在我们采取最初的冲动行为之前阻止我们，给我们足够的时间，去选择做出符合我们目标与价值的回应。

如何练习正念

就像任何习惯一样，正念的专注力和觉察力需要通过练习获得提升。有两种练习正念的方法：设计特定的活动进行正念觉知练习和将正念带到日常活动之中。

正式的正念练习

最常见的正式的正念技术是静坐冥想，包括选择关注的对象，持续聚焦一段时间，并对一刻接一刻所展开的体验保持开放。我们最常见的聚焦目标是呼吸，呼吸始终伴随着我们，并永远发生在当下。我们的注意力会不可避免地游走至其他时间和地点，我们还会开始对自己做的如何或是否喜欢冥想进行评价。这个练习只需要我们在意识到自己迷失于想法中时，重新回到原来的聚焦点。如此这般聚焦当下，不对头脑的漫游状态进行批评，就是冥想的本质。

其他常见的冥想类型还包括聚焦于身体感觉（身体扫描冥想）、外界的声音，或对于自己与他人健康和幸福的祈愿（爱与友善冥想）。

正式练习还包括更活跃的练习，如瑜伽和太极。例如，在瑜伽练习中，我们可以关注不同姿势的身体感觉，也包括伴随动作的呼吸变化。我们还练习接纳一些有挑战的姿势产生的不舒适感，这时我们可以继续这个姿势，并带着这种不舒适的感觉保持呼吸，必要的话，还可以改变姿势，觉察和接纳帮助我们做出更好的选择。

"冥想中主要的发现之一就是，让我们看到我们是如何频繁地脱离当下，又是如何回避现状。那其实并不是问题；而关键是，你需要看到它。"

——佩玛·丘卓（Pema Chodron），《不逃避的智慧和慈爱知道》

（*The wisdom of No Escape and the Path of Loving-Kindness*）

开启冥想练习

冥想说来简单，但做起来一般都不容易。当我们坐下来冥想时，头脑经常会决定去做些别的事情。在我们开始冥想练习时，通常会有下面这些反应：

- 觉得有点儿无聊
- 觉得沮丧
- 想要停止
- 突然想起你原本想去做的事情
- 出现无数攫取你注意力的想法

这些体验并不代表你做了错事，或者你根本不会冥想，所以还是坚持下去吧。将下面的内容了然于心，将对你的冥想练习大有裨益：

并不是你不擅长冥想。 我们会在冥想中一次又一次地分心。如果你觉得自己不善于冥想，那就再思考一下——冥想仅仅是让你在无数次分心的时候，将注意力重新聚焦，我们并不需要相信那些闯入我们冥想中的自我批评的想法。

目标并不是"变得擅长冥想"。我们很容易把喜欢评判的习惯带入到正念练习之中，从而让冥想变得困难且让人沮丧，冥想的关键点只是要我们聚焦当下和放下评判。

放下寻求特定结果的想法。你可能会对冥想时的状态有些期望，例如有个清晰、稳定的思维，或想努力获得你期待的体验。然而实际上，我们根本无法预知，冥想会给自己带来什么样的体验，我们可以练习在冥想过程中对所发生的任何经验保持开放。

冥想有很多方法，以下是一个让你启动练习的简单计划：

1. 在清明、觉醒的时候，进行冥想练习。

2. 选择一个可以不被打扰的安静的地方，远离可能会让你分心的事物，例如你的手机。

3. 舒适地坐到地板或椅子上，或者其他什么地方。坐在地板上时，你可以用毯子或瑜伽砖垫高臀部，如果那样使你感觉更舒服的话。

4. 如果愿意，可以闭上眼睛，或者睁着眼睛，将视线锁定在前方不远处。

5. 你可以使用或不使用语音指导语，如果不跟随指导语练习，可以设置定时器。开始时，5分钟就好，把闹钟放到视线以外的地方。

6. 开始留意呼吸的感觉，在你深长地吸气和呼气时关注它们。

7. 在你意识到注意力涣散的时候，重新将注意力聚焦于呼吸。

8. 如果你更喜欢有指导语的冥想，很多手机应用和免费网络资源可以供你选择。例如，Aura 和Insight Timer就是适用于苹果和安卓系统的免费的冥想类手机应用。

最后，就像对待其他任何事物一样，请保持一颗平常心。冥想练习有助于你的身心健康，所以不要把它当作任务来完成。

行动中的正念

另一种正念练习是在我们日常活动中进行，马特正是运用这种方法缓解了女儿的睡觉时间带给他的困扰。我们可以将注意力带入到正在做的任何事情之中，尽可能地对体验开放。

本喜欢在住处附近骑行，那是一个丘陵地区，所以大多数时间，他不是在上坡就是在下坡。在某一时刻，他意识到，自己把绝大部分骑行时间花在厌烦那些斜坡上了，他担心自己不能骑到路上某个山坡的顶点。在他骑行的10年里，这种情况还没发生过。他估计，自己把大约一半车座上的时间耗费在了骑行中的困难时刻，这使他从轻松时刻的愉悦体验中分心。

下一次骑车的时候，本决定将注意力聚焦在骑行中，并发展对骑行体验的兴趣，而不是去抗拒。当他骑行时，他发现自己可以享受在骑行中那些容易的时候，因为他不再担心下一个山坡了，他承认爬坡变得艰难，变得有挑战性，但并不抗拒这些。他仍然会因为害怕不能到达山顶产生焦虑的想法，但他不把它们那么当回事了，并意识到它们只是想法和不精准的预测而已。

当你在日常活动中进行正念练习时，请记住以下这些原则：

1. 将注意力聚焦于感官体验（景象、声音等等），还有你的想法、感受和身体感觉。

2. 对当下发生的事情开放，允许体验如其所是地存在，而不是抗拒它。

3. 以初心投入活动，就好像这是你第一次参与其中，放下那些对事情发展先入为主的期待。

4. 让体验顺其自然地进行，而不是试图快速完成，以进入下一事项。

5. 留意一下，自己是不是渴望紧紧抓住体验中喜欢的部分，推开不喜欢的部分。

6. 允许想法来来去去，认识到它们只是想法而已。练习不沉迷于想法，也不抗拒它们，只是让它们自由来去。

正念的迷思

许多人在最初学习正念时，有一些对于正念理念的异议，而它们会阻碍我们投入正念练习。大多数异议都是出于对正念内涵的误解，通常存在的迷思有：

正念是一个宗教或膜拜活动。因为正念是某些宗教传统的必要组成部分，我们可能会认为它本质上属于宗教活动。然而，例行我们的生活和做我们要做的事情，根本算不得任何宗教或灵性的学习，这些都不需要你忠诚于任何宗教信仰（也包括任何神秘灵性或新时代运动）。但是，正念并不与任何宗教相抵触。无论我们的信仰与价值观是什么，我们都可以通过正念的方法，更加全心全意地拥抱它们。

正念没有科学依据。有时候，人们反对正念的理念，是因为他们"更喜欢生活在事实与科学当中"。如果你需要确凿的证据证明正念的益处，那么你很幸运——大量且越来越多的严谨的研究已经发现，正念对许多健康状况有效，如焦虑或抑郁。甚至有研究发现，正念可以改变我们的大脑，正念训练得到了可靠的科学支持。

正念意味着花很多时间活在大脑中。语言这个工具并不完美，它很容易让我们对"正念"的含义产生误解。正念不是让我们沉迷于头脑之中，它是让我们与那些基本的体验建立联结，并放下那些困扰我们的事情。正念就是让我们带着觉察，对生活中的各种发现开放。

正念意味着放弃为世界变得更加美好做出任何努力。接纳的意思可能是，我们放弃努力，不再试图做出改变，例如，当我们说"我做不了职业运动员，好吧，我认了"。而在正念的语境中，接纳意味着我们不否认，事实就是事实。我们愿意看到真实的现状。这种接纳实际上是改变的催化剂，就像当我们接纳了这个现实——在我们的社区中，有相当一部分人还处于贫困中——我们就会采取行动改善现状。

正念是懦弱的表现。如果我们认为正念意味着不持有任何立场，就会接着得出这样的结论，正念是一种胆小鬼才去做的练习，特别是如果我们将战斗与抵抗等同于力量。然而，正相反的是，放下并不容易。放下那些由来已久的习惯和对未来的恐惧，需要努力与决心，正念帮助我们将力量用在对我们有益的方向上。

正念意味着不能有任何目标。如果我们聚焦当下并练习接纳，我们还怎么设定目标或计划未来？这可能看上去有些矛盾，然而计划未来和设定目标是与正念练习完全相融的。正如前文所述，接纳现实可以引发改变现状的努力。例如，我可能会接受房间太热的现实，并决定买一个空调。我们甚至可以在设定目标或做出计划的同时，练习专注当下以及那些具有前瞻性的活动。

正念等同于冥想。正念这个词经常会让人联想到一个盘腿坐着冥想的人，这听起来很有道理，因为冥想的确是一种非常普遍的正念练习形式。然而，冥想不是正念练习的唯一方式。无数的活动都可以提供机会，去促进我们对自身体验的接纳，从与朋友一起放松消遣，到跑一个超长距离马拉松。采用冥想方式的正式练习有一个优势，它让头脑聚焦当下的浓缩式练习，然后我们可以将练习带入生活的任意时刻。确实，我已经发现，冥想练习能促进我们在日常活动中，自然而然地专注当下。

将正念觉知应用于日常生活

我们可以将注意力聚焦任何正在做的事情。以下是一些每日活动的例子：

洗澡。淋浴时有很多值得我们注意的感官体验，例如水流过身体的感觉、水流的声音、空气的温度与湿度、双脚接触浴室地板或浴缸的感觉，和香皂或洗发精的气味。

每日梳洗。如剃须、梳头或刷牙这样的活动可以被认为是沉闷的琐事。但如果你一直不能做这些事情中的某一件，例如在口腔外科手术后不能刷牙，就会很清楚，当你最终又可以去完成这些事情时，会多么的开心。练习慢慢去完成它们，就像这是你第一次进行这些活动一样。

户外活动。假装（或就好像）你是地球的一个客人，仰望天空，感受空气，倾听鸟鸣，观赏树木，就像你从未来过这般奇特和令人惊叹的地方一样。

吃东西。留意你正在吃的东西——颜色和香气，食物在你口中的味道与口感，咀嚼和吞咽的感觉。尽情享受这段经历，就像你从未吃过它们一样。

读书。留意书的触感和气味、它的重量、翻动书页时的手感与声响。当你沉浸在一本书中时，觉察你的感受。

聆听他人。在这个人说话的时候，注意他/她的眼睛，他/她说话的语调，以及情绪的变化。练习倾听和注视这个人，就像是你第一次遇到他/她一样。

睡觉。我们放下过往经历，以睡眠结束这一天，并向这个夜晚将带给我们的任何体验开放。感受身体陷入床垫的感觉，和床垫向上支持着你的感觉。注意头部在枕头上的感觉，毯子或被单盖在身上的感觉，房间内外的声响，以及气流吸入和呼出身体的感觉。

正念减压（MBSR）

你不是只有在应对心理障碍时，才能从正念训练中受益，大部分人都有一些可以应对生存压力的方法。约翰·卡巴金创立了著名的八周正念减压计划，成千上万的人已经完成了这个训练。它包括：

- 对于正念原理的介绍
- 冥想训练
- 对身体的正念觉察
- 轻柔的瑜伽练习
- 日常生活中的正念

MBSR计划是降低焦虑、增强压力应对能力的一种有效途径。如果你有兴趣学习更多内容，卡巴金博士在《多舛的生命》一书中详细介绍了这个计划，你可以在线查阅MBSR计划或在你住所附近开办的正念课程。

正念行走

如果你打算将正念应用于行动，一个简单的开始就是去正念行走，这可以让你练习调动比平常更多的注意力与好奇心。你可以选择去留意这些：

- 脚下地面的坚硬。

- 稳定身体和行走时的动作与肌肉收缩：臂膀的摆动，双脚蹬离地面，腿部和后腰部肌肉的紧缩，等等。

- 你发出的声响，例如呼吸声和脚步声。

- 周围的声音，如鸟叫声、汽车声，和风吹拂树叶的声音。

- 你周围的景象，包括你可能无数次经过，但从未注意过的景象。

- 空气中的气味。

- 空气与皮肤接触的感觉，和阳光的温暖。

- 光线的特性——角度、强度和它折射出的色彩。

- 上方天空的特别景象。

这种方法可以应用于你所选择的一切体验，从最平凡到最庄严的事情。

本章小结与家庭作业

在这一章，我们探索了仅仅以更宽广的开放之心全情投入体验所带来的强有力的、意义深远的影响，像瑜伽和冥想一样的正式练习可以作为日常正念活动的补充。我们还看到了这些训练如何与CBT整合到一起，有效地治疗很多病状。如果你正在练习行为激活和/或改变想法的策略，正念原理可以与之完美结合。随后的章节提供了涵盖CBT三大核心要素的练习。

对正念有疑虑是很正常的，这些疑虑通常是由于对正念本质的错误印象产生的。如果你准备好初次尝试正念，或者想要深化练习，我推荐你按照如下步骤进行：

1. 开始在一天中觉察头脑的活动。头脑是聚焦过去、现在，还是将来？它对你的体验或抗拒是开放的吗？注意，你只需要去觉察，同时尽可能放下对头脑活动的评价。

2. 选择几个日常活动去练习正念觉察，应用本章提出的那六个原则。

开启冥想练习。如果冥想对你来说是全新的事情，开始的时候每天几分钟就好。本书最后的资料来源部分提供了一些免费的带指导语的冥想练习的链接。

读一读关于正念的书籍可以加强你对本章概念的理解，并促进你正确有效地进行练习，看看资料来源部分中关于开启练习的一些建议。

练习将正念原理结合到行为激活和思维重塑中，例如，将深刻的觉察带入你的日常活动，来使你体验到最大的愉悦感和成就感。

第七章　继续任务：克服拖延

Chapter　Seven

　　这一章将探讨为什么我们会对那些明知自己必须去做的事情拖延。正如我们将看到的那样，有几个因素会导致拖延。一旦我们了解了这些因素，我们就可以考虑使用CBT的许多工具去打破这个习惯。

　　亚历克明白，他需要开始写期末论文了，论文需要在第二天17:00以前提交。"我还有24小时呢。"他暗自思忖，这时他看到了那堆要作为参考资料的书。当他想到论文最终将如何呈现时，一股焦虑感涌上心头，胃部开始发紧。此时，电脑上开始自动播放"十大搞笑宠物视频"列表的另一个视频。"我只看这一个。嗯……也许可以多看一个。"他自言自语，同时回到笔记本电脑前，他感到些微负罪感，但还是暂时松了口气。

你有拖延问题吗

　　人们会在不同的事情上拖延，并且拖延的程度也不同。花些时间思考一下，你可能会以哪些方式拖延那些你明知自己需要去做的事情。你是否发现自己经常因为拖延而处于下面的情况？

- 发现你没能给自己留足够的时间，在最后期限之前完成任务。
- 感觉自己在会议前做的准备不足。
- 试图强迫自己完成任务。

- 急急忙忙去赴约，感到时间紧迫。
- 努力隐藏自己没有完成任务的事实。
- 工作质量低于自己本来可以达到的水平。
- 告诉自己"我稍后再去忙那个事吧"。
- 等自己感觉有灵感或受鼓舞时，再去完成任务。
- 以各种方式浪费时间，而不去做自己需要做的事情。
- 依靠期限迫近带来的压力，去完成任务。

我们来开始思考一下，为什么自己会拖延，然后尝试克服它。

是什么导致了拖延

我们都曾有过这样的经历——迟迟未动笔的论文，拖着不愿处理的工作，早该启动的家庭计划，以及其他许多我们会拖延的任务。这些延迟似乎没给我们带来什么好处，例如，延迟与学业表现下降和病情变重有关。然而尽管如此，我们依然纠结着不愿去及时处理这些事情。造成我们拖延倾向的因素有以下几点：

害怕过程中的不愉快。当我们考虑完成一个任务时，头脑经常自动地想到其中令你最不愉快的部分。清理排水槽会让我们想到爬梯子这种危险的动作，而写论文则会有词不达意、表达不清的时候。我们越是想象这些消极的方面，就越缺少开始行动的动机。

害怕表现不佳。我们很少能确定地知道，自己正在做的事情会有什么样的结果，这种不确定性会使我们害怕自己表现不佳。例如，当亚历克考虑开始写论文时，他担心自己写不出什么有智慧的东西。这种对可能让自己或他人失望的恐惧会阻碍我们迈出第一步。

自我允许的想法。有时我们会告诉自己，我们应该休息一下犒赏自己，或坚信自己会在未来的某一时刻做得更好。我们用各种方法，为自己的拖延寻找理由。有些时候这种想法是有道理的，例如有时，休息一下对我们来说确实可以促进行动，但这些自我安慰的说词常常会导致不健康的习惯（回避）。

负强化。每次当我们拖延一个自己认为会不愉快的任务时，都会体验到一种解脱感。头脑将那种解脱认定为奖赏，我们也因此更可能重复那些可以得到奖赏的行动。拖延就是以这种方式被加强了，它通过移除一些讨厌的东西进行强化，所以心理学家称之为"负强化"。相对来说，正强化就是我们用得到一些自己喜欢的东西来强化行为，例如，收到薪水强化了我们完成工作的行为，回避任务时产生的负强化是很难被打破的。

你是否有一直想做却持续拖延，或一贯拖延的事情？在这些因素中，哪个是造成你拖延倾向的原因？在笔记本或日志本上，写下你拖延的各种方式，以及造成这种拖延的可能原因。

拖延总是不好的吗

一些学者建议不要忽视拖延的益处。例如，拖延给我们更长的时间寻求解决方案，也让我们能够应对最后期限带来的压力，从而给予我们能量去努力。管理学教授亚当·格兰特在他《离经叛道：不按常理出牌的人如何改变世界》一书中援引了拖延之于创造性的益处。据格兰特博士所说，我们最初的想法会更加传统，额外给自己一些时间，有利我们找出有创意的解决方案。如果我们尽可能快地完成任务，我们是永远不会做到这一点的。衡量这个潜在好处的同时，我们也需要明白拖延会带来压力，也可能会造成自己不能按时完成任务，并且工作质量不高。

打败拖延的策略

理解造成拖延的原因给了我们关于如何破除拖延的线索。有多种原因会造成拖延，所以我们需要从一系列工具中进行选择去克服它。这些工具可以分为三种：

- 思维（认知）策略
- 行动（行为）策略
- 存在（正念）策略

久而久之，你就可以从这三个方向上找到自己用起来得心应手的一套策略。

一些情境特别容易产生拖延。抑郁会让我们的能量和动力耗竭，让我们难以顾及其他。注意缺陷多动障碍患者不容易按期交付任务，因为他们很难聚焦注意力，并且完成任务的动力不足。焦虑障碍也会导致拖延，例如，他/她可能因为害怕自己会说傻话而拖延写邮件。虽然本章呈现的策略对任何人都有用，但你还是要谨慎地对可能存在的拖延原因做出基本判断。

思 维 ： 认 知 策 略

大部分拖延原因都与我们如何看待任务，以及我们完成任务的意愿与能力有关。思维上的策略改变会削弱拖延的力量。请参照第四章和第五章，寻求更多对无效想法进行回应的方式。

■ 留意那些歪曲现实的自我允许的想法

注意那些我们为拖延找的理由，或那些被我们忽视的花在任务之外事情上的时间（例如"我只看这一个"）。当我们注意到这些想法时，我们可以像对待那些毫无帮助的自动化思维那样去处理它们。

■ 时刻提醒自己，为什么你不想拖延

拖延任务不仅会导致迟到或工作表现不佳，还会使我们在娱乐时为没去做的事产生担忧与罪恶感。当你需要动力去踏出第一步时，你可以用这些消极后果来提醒自己。

■ 谨防"良性回避"

当我们一心想要回避任务时，很可能会寻求其他方式让自己感觉有成就感——整理衣橱，帮助朋友，忙于工作——这些都会让我们感觉"至少自己在做些有意义的事"。这样的信念为拖延提供了一个具有说服力的合理化理由，它让我们更容易拖延。

■ 下定决心开始

我们经常因为不确定到底该如何完成某项工作而拖延。例如，我们可能因为不知道说什么，而不去写一封有难度的工作邮件。事实上，弄清楚该如何完成是任务的一部分。提醒自己，你只有下决心开始，才能找到完成的方法。

■ **承认这一点：你现在不做，将来很可能还是不想做**

我们可能会认为，我们想去做这件事时，自然就会去做。然而事实上，很可能你在将来会比现在更不想做这件事。我们不应该期待未来会有某一神奇时刻，自己不费吹灰之力就完成了这个任务。

■ **挑战一下那些要把事情做得"完美"的信念**

我们常常因为自己给任务设立了不切实际的高标准，而迟迟不去开始行动。请记住，我们无需事事追求完美，完成比完美更重要。

选择能和你产生共鸣的思维策略，将它们写在笔记本上，并在需要时进行练习。

准　时

迟到反映出的是一种特殊形式的拖延，也就是我们没能在规定或约定的时间内准时到达某个地方。如果你想让自己更准时，可以遵循以下这些原则：

对所需时间进行现实考量。 计算一下你到达目的地实际上需要多长时间。一定要将一些偶然事件考虑在内，如跟家人道别，并且为以防意外发生给自己预留缓冲时间（如交通堵塞造成的延迟），这样你就不会低估实际所需的时间了。

根据需要到达的时间，倒推出离开的时间。 基于到达目的地需要多长时间，来计算你需要在什么时间离开。例如，如果你需要18：00以前到达，并且路上需要45分钟（包括缓冲时间），你就要计划不晚于17：15离开。

设置一个闹钟（为防止迟到，预留足够的时间）。设置一个提醒，以防自己忘记了时间。这样也有助于你放松心情，因为你知道在需要出发的时候，自己会得到提醒。

谨慎使用通过调快时钟或手表来帮助自己守时的策略。这个策略经常会因为我们知道自己的手表快了一些，最终完全忽略了时间，而事与愿违。

不要在快要离开的时候，开始某个活动。注意不要在你快要出发赶往目的地以前挤时间做另外一件事，即使你认为它"一会儿就好"。很可能这件事需要花费的时间会超出你仅有的时间，而使你迟到。

为早到做准备，可以带些东西去做。如果你害怕早到以后无事可做会浪费时间，就带上一本书，或以其他一些有趣或有成效的方式度过早到的那段时间。

将这些策略与本章其他的CBT法则结合在一起，让自己尽可能准时。例如，使用认知技巧提醒自己，当你看到导航上的预计到达时间，你一定会觉得提前5分钟比迟到5分钟的感觉好得多。

行动：行为策略

我们越单纯依靠意志力去克服拖延，就越不可能逃脱拖延对我们的控制。我们可以找到更好的办法来克服回避行为，而不是试图强迫自己去完成任务。行动上的一些简单改变，对我们有效完成任务有极大的促进作用。

■ 使用外界的提醒

我们可以通过让任务难以被忽视，去促进任务的执行。设定一个闹钟，贴一个便条提醒自己，把目标写在白板上，或者把跟任务有关的物品放置在显眼的位置。如果你没有立即去做，一定要再设置一个提醒。

■ 创建一个免受干扰的环境

当那些会干扰你或使你分心的事物没有那么容易获得或接近时，拖延的可能性会降低。如果可以，请关上你的网络浏览器，把手机设置成静音状态或收放在一边，移除其他任何可能让你分心的事物。当你对任务感到焦虑（或不舒适）时，就很容易习惯性地要去干这些事情。

■ 利用日程表

我们把计划做得越详细，完成的可能性就越大。把你要做的任何事情都写进日程表，尽所能按计划完成。如果你不得不更改时间，一定要尽快重新做出安排。

■ 把一个大的任务拆分成易执行的子任务

正如第三章讨论的那样，拆分那些繁重的任务，可以让开始变得更加容易。尽可能把每一步都设置得小一些，让自己觉得任务可执行。给每个子任务设置针对它的期限，这样你就可以知道自己是否走在正轨上。

■ 即刻开始

看到摆在自己面前的整个任务，可能会让你望而却步。你仅仅需要下定决心开始任务，然后工作一小段时间。例如，你可能只是花5

分钟草拟一个需要写的邮件，甚至可能会超越目标而一直做了下去。

■ 即使很难，也要把任务做完

在任务即将完成的时候，一鼓作气把它做完。与其日后不得不再次克服惰性重启已经冷却的发动机，不如趁热打铁，坚持做完。

■ 放下追求完美的念头，开始行动

拖延常常是因为追求完美，而完美主义可能会导致我们缺乏行动力，因为我们很可能做不到完美。完美主义的解药就是拥抱不完美，例如，我们可以下决心写一个并不完美的开篇。这个承诺有助于你开始，并能为你带来无可估量的动力。

■ 和那些工作着的人一起

身边围绕着一群工作着的人，可以为你带来积极的社会压力，以此激励你完成任务。当身边那些人忙忙碌碌时，我们也就不太可能游手好闲了。

■ 设定短时、不受打扰的工作时段

当我们知道自己要在有限的一段时间工作时，就会更容易开始行动。考虑尝试一下由软件开发者弗朗西斯科·西里洛创造的波莫多罗技术，在这项技术中，你每次要高度集中工作25分钟，并在两次之间休息一会儿。有很多手机软件可以让你轻松应用这个方法，不过显然你需要的只是一个定时器而已。实际上，我正是将这个方法应用在我所有的写作工作当中。

■ 找到完成任务的方法

如果发现，你的拖延是由于缺乏对相关知识的了解，那就把学习与任务有关的知识当作一个子任务先去完成。例如，如果你不确定如何创建某种特殊类型的电子表单，就可以通过相关的在线指导教程学习。

■ 自我奖励

采用正强化去克服拖延造成的负强化。研究表明，即使我们不做什么其他改变，仅仅自我激励也会显著改变我们的行为。也许你可以在工作50分钟以后，给自己15分钟休息时间，做想做的任何事情，或者每读完5页内容，就犒赏自己一点儿食物。只是要注意，那个奖赏不能是让你无法回到任务的事物，例如一个让你上瘾的视频游戏。

■ 跟踪计划的进展情况

一个简单的奖赏方法就是看到自己在向着目标前进。例如，亚历克本可以在论文开始前拟一个大纲，然后每完成一个部分，就把这部分划掉，这种可以看到进展的满足感能帮助维持他继续前行的动力。

存在：正念策略

CBT的第三个支点为克服拖延提供了几个策略，它采用活在当下与接纳的原则。

■ 接纳不适感

我们经常因为不适感而拖延某事。然而，当面对某件你认为重要的任务，不适感并非一件坏事。正所谓"没有付出，就没有收获"。如果我们愿意以开放之心面对不适感，就可以开始并且完成任务。

■ 处于当下

我们通常会因为害怕自己做不好而产生拖延，这是导向未来的恐惧。当我们将注意力集中在当下，就可以放下对自己表现的担忧，并将精力用在我们正在进行的任务上。

■ 回到焦点

冥想教我们在情绪游离的时候重新将心智集中于焦点，这个法则同样适用于我们的工作。如果我们开始陷入拖延，就可以及时察觉到它，并重新将意识带回到正在进行的工作上。

■ 发现并认清你如何才能做得最好

专注于那些可以促进你工作效率的事情，可以降低拖延产生的可能性。注意什么能够真正对你有用，而不是你希望对你有用。例如，或许你觉得在家上班这个想法不错，但实际上，当你在家工作时，效率总是很低。

打败互联网产生的拖延

在互联网出现以前，克服拖延就已经很难了。正如心理学家、注意缺陷多动障碍专家阿里·塔克曼所说："我们被互联网牵着鼻子走，打开一个链接，又被导向另一个链接，永不停歇。"他建议用下面的方法，使你不至于被上网时间耽误正事。

接受你很可能停不下来的事实。 互联网的内容故意设计得让我们不断点击、观看和阅读，所以我们很容易花费比预想更长的时间上网。总是还有下一篇文章、下一个视频，或社交媒体上的下一则帖子等着你去看。提醒自己，你迟早得停下来，宜早不宜迟。

先工作，后娱乐。 如果你必须用电脑工作，就先工作，然后做其他的事，如查看社交媒体上的内容。否则，你就很有可能会把全部时间都花在不必要的活动上了。

设置定时器，帮助你从网络中抽离。就像其他情况一样，这里的定时器有两大好处：提醒你回到工作中，并让你能享受休息时间，因为你知道休息时间是有限的。

如果你没有时间，就不要开始使用互联网。一旦开始上网，想停下来就没那么容易了，所以如果时间紧张，就不要去开始。

制定一个有效的任务列表

或多或少，我们总能找到一些能有效利用任务列表的方法。思考一下心理学家阿里·塔克曼的这些指导，充分发挥任务列表的作用。

1. 制定单一列表。多个列表冗余且让人混乱。创建一个单一总列表，并给予它充分的重视（例如，使用一个特殊的笔记本）。

2. 坚持使用它。只有我们尽可能多地在需要时参照它，列表才会发挥效用。

3. 为日程表上的事项加上具体时间。不要直接从列表中寻找任务去做。如果我们在日程表中对某事进行了时间上的安排，就会更有可能去做它。

4. 把那些你根本不会去做的事情从列表中删除。如果在现实中你从不会去做某事，就不要把这件事写在列表里。删掉那些任务，整理好列表，既可以帮你保存精力，还能使你免予因完不成任务而产生负疚感。

5. 定期更新列表。在你删除或添加事项以后，重新整理列表，以保持列表的条理性，你在列表更新上花的时间会为你带来效率的提升。

6. 确定列表上任务的优先顺序。 通过标明列表上任务的轻重缓急程度，你可以明确自己需要先做什么，并且可以对那些没那么紧急的事情放松一点，不用着急立刻开始。

准备好采用这些法则去完成你自己的任务列表了吗？你可以用下面这个模板，写出你需要完成的事务，包括它们的截止日期。

给每个任务定一个优先级（例如，低/中/高，或者0到10打分）。最后在日程表上标注完成每件事的时间。

优先级	任务	到期日

本章小结与家庭作业

在这一章，我们探究了拖延产生的原因，这一般是与害怕表现不好或觉得任务太困难从而愉悦感降低有关。负强化和适应不良的思维也会导致我们拖延执行任务。

思维、行动、存在框架呈现了打败拖延的许多策略，单独一个策略起到的作用可能不大。例如，研究显示，仅仅依靠自我奖赏去提高效率，效果并不显著。把这些方法结合起来使用，会增加我们成功的可能性。我们要反复实践才能发现哪些方法对自己最有效，并要以此养成新的习惯，去替代那些助长拖延的习惯。

如果你下决心去克服拖延，下面是一个开始行动的计划：

1. 仔细思考一下，拖延如何影响了你的生活。

2. 确定一个你计划这周完成的、你一直想要做的，或总是习惯性拖延的任务。

3. 在每一个层面找出一两条策略（思维、行动、存在）帮助你完成任务。注意不要选择太多策略，而让事情变得难以掌控和适得其反。

4. 记录自己的进步，以及对自己有帮助的策略。

5. 必要的话，可以使用其他技巧。

6. 根据需要制定一个可靠的技巧列表。

7. 将这些对你有效的策略，应用于其他你会拖延的事情上。

并且，假如这些对你来说并非不言自明，那就享受按时完成任务带来的更大的成就感和更少的压力感吧！在每次按时完成时祝贺自己，并留意你无需再为工作未完成而烦恼的轻松感觉。

第八章　应对担忧、恐惧与焦虑

Chapter　Eight

极端的恐惧是最有伤害性的情绪之一。当我们被恐惧控制，我们就很难聚焦任何其他事物，这时我们的神经系统会处于高度戒备状态，身体也会为下一步行动做好准备。在这一章，我们将讨论恐惧的各种表现以及应对它们的工具。

肯德拉发现自己又在叹气，并感到一阵紧张性头疼向她袭来。整个早晨她都在为母亲的手术担忧，并且总想再看看手机上是不是有父亲给她打来报告结果的电话。如果活组织检查显示母亲得了癌症怎么办？这时，电话响起，她吓了一跳，呆在那里两秒钟后，慌乱地接了电话，"爸爸？"她听到电话中开始播放信用卡服务语音信息，她愤怒地挂断了电话，感到一阵头痛。

就像肯德拉一样，我们都会在某个时刻被恐惧控制。我们可能会频繁地为某件永远不会发生的事情担忧，或者也可能在一群人面前讲话的时候极度慌张。让我们从CBT的视角来解读一下这些体验吧。

一个专业用语

心理学家经常对与恐惧有关的词汇进行区分：

- **恐惧**产生于个体面对可怕的事物或情境时。

- 相较**恐惧**而言，焦虑则来自想象中具体或不具体的威胁。

- **担忧**是焦虑的一种特定类型，个体在含有不确定因素的情境中，反复思考那些令人恐惧的结果。

例如，我们可以说，彼得为自己在步行去上班的路上可能会遇到狗而担忧。他看到街对面有狗，就会感到焦虑。在公园里，有大狗向他跑来时，他会感到强烈的恐惧。

对这些词的日常用法，我们往往并没有十分严格的区分。在这一章中，我将尽可能使用这些术语的惯常用法。

什么是焦虑

过度焦虑可能使人衰竭，而不焦虑也会有问题。我们需要以适度的焦虑促进自己完成重要的事情。

彼得躺在床上，为是否要再打个盹儿进行着思想斗争。他查看了一下闹钟——06：09，他要乘坐的火车会在一小时之后发车。他想象着后果，自己可能不得不搭乘下一班火车，也就意味着他将在今天的第一个会议中迟到，他的老板肯定不会对此善罢甘休。彼得叹了一口气，关上了闹钟，拖着身体下了床。

彼得体验到的就是适度的焦虑：足以让他提起精神、按时起床，但又不至使他感到不堪重负，或影响他的表现。像彼得一样，我们有能力基于自己的行动想象未来的结果。无论是针对于工作、第一次约会、岗位面试、竞赛项目，还是针对于任何其他情境，我们都知道自己的行动会影响事情的发展。这样一种认知提升了我们的能量和动力水平，使我们达到最好的表现。回忆一下第一章介绍的CBT如何看待想法、情绪和行为之间的关系，焦虑使想法聚焦于威胁，让我们产生紧张不安和恐惧的情绪，导致我们在行为上试图阻止那些让自己恐惧的结果发生。

肯德拉在等待母亲手术结果时，体验了这样的焦虑：

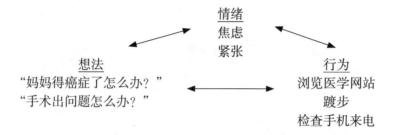

肯德拉对母亲健康的担忧，增加了她的焦虑和紧张，从而使她产生更多担忧的想法。同样，她的情绪和行为也互相影响，并彼此加强，造成了焦虑不安的紧张纠结状态。

肯德拉的焦虑表现为强烈的担忧，而焦虑在我们的生活中有多种表现方式。

焦虑的最佳程度

100多年以前，动物实验人员罗伯特·基耶斯和约翰·多德森明确地证实了情绪与动机的关系，他们测定了小鼠多久可以学会一项实验任务，未正确完成任务的小鼠会受到不同强度的电击。结果显示，受到轻度电击的小鼠的学习速度相对慢一些，因为这种轻微的惩罚不足以激励它们。而受到最高强度电击的小鼠也有类似的学习迟缓的表现，因为小鼠似乎达到了某种干扰学习的高度唤醒状态。

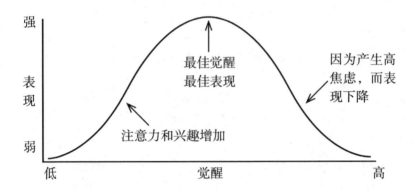

心理学家把这种模式称为"倒U",因为它用曲线图表示时，像一个倒转的字母U。

人类焦虑程度与表现的关系也呈现了相同的倒U模式：焦虑太少和太多都影响我们的表现，适度的焦虑可以使我们最成功。例如，适量的刺激物，如咖啡，可以提升我们的精力和注意力集中程度，而高焦虑让我们感到神经紧张和过度兴奋。

恐惧的多种表现

焦虑障碍是最常见的精神病学诊断，包含了许多种健康状况。在最新的修订中，《精神障碍诊断与统计手册》（第五版）（*Diagnostic and Statistical Manual of Mental Disorders*, DSM-5）的作者将强迫症和创伤后应激障碍从焦虑障碍中去除，并把它们各自单独设为一个类别。这么修改的原因有很多，但业界始终广泛认为，这些状况都可能伴随强烈的焦虑反应。创伤后应激障碍和强迫症也与持续性焦虑障碍的治疗方法类似，所以这两种症状会被归入本章。

特定恐惧症

对某种刺激物过度恐惧可能意味着特定恐惧症。个体虽然可能意识到他们的恐惧被夸大了，但依然难以消除，他们经常会回避那些令自己恐惧的事物或情境。

任何事物都可能成为恐惧的对象，但有一些是很典型的，它们包括：

- **某些情境**（例如，坐电梯、乘飞机）
- **自然环境**（例如，雷电交加的暴风雨、高处）
- **动物**（例如，蜘蛛、蛇）
- **注射时出血的伤口**（例如，献血、注射）

社交焦虑障碍

在社交场合感受到适度的焦虑是很正常的，特别是当我们正在自我表现或接受评价的时候。当一个人的焦虑水平过高，以至于产生了极大的痛苦，或导致他/她回避激发痛苦的情境时，社交焦虑就可能会成为一种障碍。

典型的恐惧情境包括：

- 做一个演讲或演示报告
- 当众讲话
- 在其他人面前吃东西

- 参加派对

- 成为大家关注的中心

- 表达不同意见

- 接触陌生人

在以上这些情境中，人们害怕自己做出令人尴尬的事情，或无法被别人认可。社交焦虑得以持续的一部分原因是，他们很难确定这种恐惧是没有道理的。例如，就算别人符合社交期待地称赞我们的婚礼致词很棒，我们又怎么知道他们并不讨厌我们的发言呢？社交场合固有的不确定性维持了我们的恐惧感。

惊恐障碍

惊恐发作是焦虑症的一种表现形式，亦称为急性焦虑发作，经常伴随着生理症状，如出汗、心跳加剧和呼吸急促。惊恐经常会使人产生对现实感觉的改变，例如感觉一切都不真实（现实感丧失），或感觉自己丧失了对体验的感受（自我感丧失）。

大多数人在一生中都会经历至少一次惊恐发作。当惊恐导致人们害怕一些可怕的事情会发生，或极度恐惧于惊恐会再度来袭时，它就属于障碍的范畴了（例如"我要中风了"）。

惊恐发作如此令人反感，以至于患有惊恐障碍的人经常试图回避任何可能让自己恐慌的情境，特别是那些难以逃脱的情境。他们常常会回避的情境包括桥、电影院（特别是坐在一排的正中间时）和火车。这种类型的回避可作为广场恐怖症的额外诊断依据。

"人类要做的事情之一，就是在预期未来和接受未来的不确定性之间保持平衡。当这个平衡被打破，担忧就会应运而生。"

——苏珊·M.奥尔西罗（Susan M.Orsillo）和丽莎白·罗默（LizabethRoemer），《穿越焦虑的正念之道》（*The Mindful Way Through Anxiety*）

广泛性焦虑障碍（GAD）

惊恐障碍指的是对直接危险的感受，而GAD是对未来事件弥散性的焦虑。GAD的核心是对一系列事情存在持续性的担忧（正如"广泛性"显示的那样）。我认识的一个人将GAD比作把期末考试周的压力泛化到生活的方方面面。GAD中过多的、不可控的担忧会导致注意力集中困难、睡眠困难、肌肉紧张和坐立不安等症状。

创伤后应激障碍（PTSD）

在我们经历了一个可怕的创伤事件后，产生焦虑是可以理解的。任何对我们身体状况构成威胁的事件都会导致PTSD，包括自然灾害、交通事故、行凶抢劫、性侵犯和战争等等。目睹发生在别人身上的恐怖事件，或知道了与自己很亲近的一个人所经历的创伤事件，可能也会使我们产生PTSD。

在经历一个可怕的创伤后，大多数人会有这样的症状：

1. 情景闪回和再体验。这包括闯入式记忆、噩梦、想起事件时强烈的情绪反应。

2. 回避。这包括试图不让自己思考创伤,同时回避勾起创伤回忆的人员、地点和事物。

3. 在思维和心境上的改变。例如,我们可能会开始把世界看得非常危险,同时认为自己没有力量去应对周遭的一切。我们也可能很难相信别人,并一反常态地开始投身于危险行为,也会更少地体验积极情绪,更倾向于消极情绪的体验。

4. 高度觉醒。这意味着我们的神经系统处于高度戒备状态。我们可能会存在睡眠和注意力集中的问题,也可能会不断检查周围环境,确认是否有危险存在。

这些反应几乎在每一个经历创伤的人身上都存在,但只有在这种情况持续出现一个月以上时,才符合PTSD的诊断标准。

强迫症(OCD)

在探查危险的可能性和试图回避危险时,我们的大脑会极其兴奋。这个重要功能中出现一个小故障,就会导致OCD。强迫症的强迫思维指的是反复思考、猜想一些不好的事情会发生,如生病、冒犯上帝、引起火灾,或伤害到另一个人。我们会自然而然地想要回避这些令人恐惧的结果,从而导致自己难以抑制冲动去通过强迫行为(compulsions)消除无法摆脱的恐惧。

以强迫思维与强迫行为的循环为例:

害怕生病	→	洗手
害怕撞到行人	→	查看后视镜
害怕亵渎神明	→	进行仪式化的祈祷

强迫行为会通过负强化的作用而极度加强，同时，患有强迫症的人在完成了强迫行为后，通常会仍旧感到不安。因为根本就不存在任何方式可以让他们相信，那些自己害怕的事情是不会发生的。结果，他们很可能会重复完成那些强迫行为，每天耗费数小时，处于强迫思维与强迫行为的循环之中难以自拔。

许多健康状况通过不同种类的心理治疗会得到改善，然而强迫症需要一种特殊的疗法。实验证明最有效的方法是从属于认知行为治疗的暴露与反应阻断疗法。正如名字显示的那样，这个疗法需要让自己暴露于与强迫症相关的恐惧之中，并停止那些强迫行为。

其他表现

即使你的状况不符合《精神障碍诊断与统计手册》（第五版）中任何一种焦虑症的诊断标准，恐惧在你的生活中仍旧毫无益处。例如，我们那些基于恐惧而发展出来的微妙且一贯的做决定的方式可能会对我们的生活产生深刻的影响。

更重要的是，恐惧的这些表现可能渗透到生活中的方方面面，以至于我们根本无法识别。这些恐惧虽然不至于让我们患上折磨人的心理障碍，但却使我们不能全然地享受生活。

你可以在以下情况中发现恐惧的存在：

- 因为害怕成功而裹足不前。
- 因为害怕失败而回避承担合理范围内的风险。
- 以我们所认为的别人期待的方式，而不是自己想要的方式去生活。
- 回避与真实的亲密关系伴生的脆弱感。
- 体验到由恐惧产生的愤怒（例如，因为所关爱之人迟到而大发雷霆，因为我们担心他/她是否安全）。

花些时间思考一下，恐惧如何出现在你的生活中。恐惧原本具有保护我们安全的功能，但如果我们任凭它指挥自己的行动，则会使我们无法自由、充实地生活。

现在，让我们来看看有助于缓解焦虑的一些工具。

应对担忧、恐惧与焦虑的策略

我们有包括认知、行为与正念三方面技巧的许多工具，可用来应对极端的担忧、恐惧与焦虑。

思维（认知）

当恐惧被激活时，我们可能会产生一些导致自己更加恐惧的想法。例如，如果我们在乘坐飞机时被恐惧笼罩着，就很可能会认为飞机将要坠落，从而进一步加深我们的恐惧，并使这个循环得以持续

（指的是本章开头的CBT焦虑模型）。我们可以通过挑战自己的焦虑思维去中断这个反馈回路。

提醒你注意：当我们被焦虑压倒时，我们很难，甚至是不可能说服自己仅仅以理智应对。在你被焦虑控制以前，结合行为与正念策略使用这些技巧，可以使它们发挥最大的作用。

焦虑与大脑

想象一下，你正在享受美妙的丛林漫步，这时你撞见地面上有一个滑溜溜的东西。光线从它上面反射后进入你的眼睛，落在视网膜上，接着信号传向大脑的接替站（丘脑），并进入位于脑后侧的主要视觉区。然后信息被传递到大脑的其他区域，包括记忆区，进而将物体与"蛇"这个概念相对应。

你看到了一条蛇，这个事实会继续传递到大脑其他区域，包括隐藏在大脑深处的杏仁核，杏仁核是感受和表达恐惧及其他情绪的主要部位。大脑怎么知道要去对你脚边地面上的蛇，而不是动物园玻璃罩后面的蛇恐惧呢？杏仁核还会接收海马输入的信息，海马是理解环境的关键部位。因为有了海马，甚至可能在你下次穿越丛林的时候，也许根本没遇到蛇，你就开始感到恐惧。

然后，杏仁核传出信号，激活一个叫作下丘脑的脑区，下丘脑释放应激激素（如肾上腺素），进而激活交感神经系统，产生战逃反应。海马还会激活脑垂体释放荷尔蒙，荷尔蒙会通过血液流动到达你的肾上腺（位于肾脏的顶端），促使肾上腺释放其他的应激激素，如皮质醇。我们生存于这个星球上，全靠以上的协同反应，让我们能够对威胁进行辨识和反应，例如从蛇旁边逃开。

学会对某些刺激物产生恐惧，对我们的生存很重要。不仅如此，我们还要在危险很小的时候学会适应，从而不过分恐惧。这个新的学习要依靠新信息向大脑的输入，而由焦虑产生的回避会阻止这个过程。例如，如果我因为在小时候被一只大狗扑倒过而总是躲避狗，就永远无法认识到，这种情况并不会每次都发生。当我们通过练习正念和认知行为技巧去应对恐惧和焦虑时，就是在重新训练这些脑区，改变它们对我们所恐惧的事物的反应。

请记住，焦虑并不危险。我们经常会对焦虑本身产生恐惧，认为过分焦虑很危险。然而，不管有多么不舒适，焦虑本身并不会造成伤害。并且，对焦虑状态的恐惧只会导致更多的焦虑。请记住，就算很严重的焦虑发作，身体、精神和情绪症状也都不会对你造成伤害。

重新评估危险的可能性。恐惧使我们确信，自己害怕的那些事情会真的发生。然而，你要记住，焦虑障碍的定义是对于现实危险的不切实际的恐惧，所以实际上它们会变成事实的可能性相当低。如果恐惧告诉你，一些相当糟糕的事可能会发生，你就可以用第五章提到的核心信念表格检验这个信念。支持它的证据有多充分？有没有反对它的证据？以前发生过这样的事吗？如果发生过，频率如何呢？如果你在自己的思维中发现了任何错误，那么就根据证据重新评估一下，你所恐惧的事物真的会发生的可能性有多大。

重新评估威胁的严重性。有时，我们犯的思维错误并不是关于一个负性结果发生的可能性有多大，而是关于这种结果会有多严重。例如，乔认为如果别人知道他在演讲的时候焦虑，这会是一件很糟糕的事情。在他检验这个想法的时候，他意识到人们可能确实会从他颤抖的声音和抖动的双手看出他的焦虑。然而，他也意识到这可能并不是什么大不了的事。毕竟，以前他看到过别人演讲时也会紧张，然而他们的焦虑并未影响演讲质量，也没有改变他对演讲者的总体看法。

为什么担忧？ 担忧是一个难以破除的习惯，很重要的原因是，我们认为自己就应该担忧。我们可能会告诉自己，担忧：

- 帮助我们对问题的解决方案进行思考
- 防止我们被坏消息打个措手不及
- 显示我们的在乎
- 可以让事情朝好的方向发展
- 有助于激励自己

这些信念通常都是错误的。例如，我们可能通过想象最糟糕的情况回避潜在的痛苦，然而就算真的这么发生了，我们还是会心烦意乱，并且我们通常会对一些根本不会成真的事情极度担忧，并感到不必要的痛苦。当我们看到这些担忧毫无用处时，才更有可能调整自己的想法。

检验你的预测。 这个技巧是认知与行为策略的结合。当你发现自己对于一个特定情况将如何发展感到恐惧，就可以设计一个检验预测是否准确的方法。

莉莉要在工作中应对自己的社交焦虑，她确信如果自己在会议中发言，同事们会忽视，甚至有可能批评她的想法。她在会议前写下了这些想法和另外一些对结果的预测，并且冒着风险，自愿地表达了她的想法。当她发言时，人们似乎有点惊讶。然而，并没有人批评她的想法。事实上，领导还让她带领一个小组，共同实现她的想法。那次会议之后，莉莉对比着自己的预测，写下了实际的结果。

正如我们在第五章看到的那样，核心信念会歪曲我们的记忆，从而又会强化我们的信念。当预测出现错误时，记录下来是很重要的。它可以帮助我们解读和记住那些与预期相反的情况。检验预测和暴露法是紧密相关的，我们会在本章后文对此进行探索。

行动（行为）

当我们改变方式去应对那些让自己感到焦虑的情境时，就可以学到一些降低恐惧的新的行为方式。让我们来看一看克服焦虑的行动策略。

靠近你恐惧的事物。在CBT中，直面恐惧被称为"暴露疗法"，它是回避的解药，而回避是焦虑得以延续的原因（当然，这里做了一个假设，我们恐惧的事物事实上不是很危险，例如，直面一条会咬人的狗并不能治好我们的动物恐惧症）。暴露于那些让我们恐惧的事物，是通过如下方式降低了我们的焦虑：

- 使我们的神经系统获知危险被夸大了。
- 使我们坚信自己可以面对恐惧，而不被恐惧压倒。
- 强化我们的认识——焦虑并不危险。

许许多多的研究发现，暴露法是应对过度焦虑的有力武器。在本章后文我们将对暴露疗法实施的分步计划进行探讨。

直面伴随恐惧的身体表现。因焦虑而产生的焦虑会给我们带来额外的挑战。惊恐障碍尤其以惧怕因惊恐产生的身体感觉为特征。例如，一个人可能因为跑步所带来的呼吸急促和心跳加快与惊恐的感觉类似，从而回避跑步。回避身体感觉只会加深我们的恐惧，并让我们对身体感觉更加敏感。暴露疗法能降低我们对焦虑症状的身体表现的恐惧。

例如，我们可以通过开合跳使自己气喘吁吁，坐在旋转座椅旋转使自己眩晕，或者穿上保暖的衣服让自己出汗。反复做这类事情，会降低我们对身体感觉的恐惧。

放弃安全行为。当我们不得不做一些让自己害怕的事情时，我们会采取行动防止可怕的结果发生。例如，如果我们害怕在演讲时大脑会突然一片空白，就有可能预先会写出演讲稿，并在演讲的时候把它读出来。还有一些其他的例子：

- 在社交场合，为了掩饰紧张而将双手插在口袋里。
- 为防止冒犯别人而变得谨慎过度。
- 为避免焦虑而与他人结伴旅行。
- 发送邮件以前要再三纠错。

安全行为主要会产生两个问题：第一，它们会使我们认为没有安全行为事情就会变得很糟糕，因此安全行为与恐惧会一直持续。第二，它们实际上会影响我们的表现，正如当一个有才华的演讲者过分依赖演讲稿时，这种安全行为就会严重阻碍他与观众的互动与联结。

事实上，我们的许多安全行为都是无用的，但如果我们总是使用它们（就像一个我们害怕丢弃的迷信做法一样），就不会意识到这一点。我们可以在检验预测的同时放弃安全行为，直接验证安全行为是否必要。

存在（正念）

通过聚焦当下与接纳，正念技术为我们提供了几种应对恐惧的方法。如果你还未阅读第六章，我鼓励你在继续学习这一部分以前，先看看第六章。

训练呼吸。我们的呼吸与焦虑紧密相关：悠闲自得时，我们的呼吸缓慢而平稳；感到恐惧时，我们的呼吸急促而强烈。你可以现在就对比一下这些感受，首先快速地做几个深呼吸，留意一下自己的感受。然后缓慢地吸气，接着更缓慢地呼气。感到差别了吗？我们甚至在焦虑时经常觉察不到自己的焦虑已经通过呼吸反映了出来。一旦我们变得对呼吸质量有所觉察，我们就可以学着更放松地呼吸：

1.从一数到二，同时轻柔地吸气。

2.从一数到五，同时缓慢地呼气。

3.在呼气以后停顿一下，从一数到三。

4.重复以上三个步骤5分钟到10分钟，每天练习一两次。

这些专注呼吸的练习将使你在需要应对负性情绪时，更容易通过呼吸放松下来。当感到焦虑开始增强时，你可以试着将注意力带回到呼吸。

聚焦当下。焦虑控制了我们的注意力，并将它拖入未来。通过练习，我们可以训练头脑回到当下。当我们从那些导向未来的恐惧中解脱时，焦虑也就缓解了。运用你的感觉将自己带回到此时此刻，真正聚焦你所看到和感觉到的，等等。请记住，没有必要去消除焦虑，因为无论如何，这样做都毫无效果。你只需要把意识带到自己即刻的体验之中，并当它游离于各种担忧中时，重新把它拉回当下。

集中注意力于外部。某些焦虑状态，特别是惊恐、社交焦虑和疾病焦虑，都会导致我们聚焦于自己——我们的焦虑症状，我们的心率，令人烦恼的身体感觉，如何给那些正在与我们交谈的人留下好印象，等等。这种预设只会强化我们的焦虑与不适。正念给了我们一种可能性，让我们训练注意力转向外部，转向那些发生于周边的事物。例如，我们可以留意周围的人正在做什么，此时此刻天空的样子，或者已经看过千次却从未真正注意过的一棵树的形状。我们可能会发现，我们不仅中断了那些助长焦虑的自我聚焦，还步入了更丰富的人生体验。

接纳这样一个事实，你害怕的东西可能会发生。恐惧与担忧得以持续的一个原因是我们抗拒那些自己害怕的、可能会发生的事情，我们不可能确切地知道事情将如何发展，任凭如何努力，也无法控制事情的结果。当我们接受事情的发展并不受我们控制这样一个事实时，就能放松绷紧的神经。我们会承认，我们的交谈也许很糟糕，我们可能会生病，发生交通事故，也可能悲剧会发生在爱的人身上。这样的接纳很可能在开始的时候增加了我们的焦虑，这就是为什么我们会回避它，然后，当我们放下了对那些从一开始就无法掌控的事情的控制时，就会达到一种更平和的状态。

拥抱不确定性。就像接纳你所害怕的事情会发生一样，我们还可以承认，甚至拥抱，本就存在于生活之中的不确定性。有谁能真正知晓事物将如何发展？那种未知的神秘或许让人感到惧怕，尤其是当我们希望能无时无刻掌控一切时。然而，当我们接纳生命的本质原本就是无常、充满意外和不可预知的，我们也就获得了解脱。既然这就是我们所栖息的世界，为什么不接纳它呢？

练习暴露疗法

想要直面内心的恐惧，说起来容易，做起来就是另外一回事了。CBT的暴露疗法提供了一个结构化的方法，对此具有极大的帮助。有效的暴露是：

- **有目的的：**当我们与恐惧不期而遇时，我们要有目的地接近恐惧，而不是仅仅做到不逃跑，这是我们要教给大脑的关键一课。

- **逐步升级的：**我们从简单些的事情做起，然后逐渐加大挑战。

- **持续的：**为了习得新的经验，我们需要与恐惧共处，而不是逃跑。

- **反复的：**不断直面恐惧，可以使恐惧缓解。

记住这些原则，按照下面的步骤去战胜恐惧：

1. 创建一个直面恐惧的方式列表。将不同困难程度的事项写在列表上。尽可能发挥你的创造力，将那些会激发恐惧的各种情境都考虑进来。

2. 给每个事项设定困难等级。认真地预想一下，在每种情境下，你会感到多痛苦；给出0～10的评分等级会很有用，如果你喜欢，也可以使用不同的评分等级。参见下面的例子。

将各个事项按照困难程度降序排列。这个按顺序排列的暴露方式列表被称为"层级"。

为便于操作，你可以在一个电子表格中建立你的层级。当你复查列表时，你是否会发生困难程度上的一些明显变化呢，例如困难程度从2变到了7？如果这样的话，调整任务，增加或降低难度以便在中间加入过渡级任务。例如，和爱的人一起完成一个事项，会使任务更容易掌控，以便让自己逐渐过渡到能独立完成。

杰森下定决心要克服自己对于开车的恐惧。以下是他的暴露层级简化版本：

活动	不适程度（0-10）
独自在高速公路上开车	9
在朋友陪同下在高速公路上开车	7
开车上班	6
开车去杂货店	5
开车上路	4
坐在停放的车辆内的驾驶座上	2

3. 计划并完成第一次暴露。从你的层级里选定一个任务，找特定的时间完成它。最好选择一个中低难度的任务——难易程度适中，使你既能顺利地开始计划，又能体会到成功的喜悦。

一定要遵守有效暴露的四个原则，特别是要与不适感共处。你不需要期待焦虑感完全消除，但如果能坚持到焦虑感开始降低的时刻，将会很有帮助。如果从暴露中逃离，这可能会加强你的恐惧。还要注意，不要采取安全行为，如果你正在治疗强迫症，安全行为还包括强迫行为。

4. 继续向上挑战层级。重复每个活动，直到你感觉它容易掌控为止。紧凑安排暴露的每个环节，这样就可以不断通过新的学习取得进展，例如，每日练习会比一周一次更好。不过请记住，暴露训练并非越密集越好，同一天进行四个暴露环节，可能不如连续四天、每天一个环节有效。

当你准备好时，就可以向上挑战更高难度了。这个过程就像是在爬梯子，只有在低处成功以后，才能在你更进一步时，继续取得成功。如果你不能完成一个有挑战性的练习，回到难度低些的任务进行更多的练习，然后再次去尝试更困难的任务。恐惧感并不一定总是随着练习而逐渐降低，这很正常，而我们也常常无法了解原因，所以，不要让暂时的挫折使你偏离计划，你只需要继续按照计划坚持做下去。

当你完成暴露练习时，如果需要，可以回去再看一下那些原则。你还可以将任何思维、行动、存在策略都整合进暴露法，如接纳不适感。随着暴露疗法的进行，它不仅可以降低你的恐惧，还可以增强你容忍不适感的意愿和能力。

本章小结与家庭作业

如果我们允许，恐惧将掌控我们的生活。在这一章，我们讲述了焦虑的一些常见表现，以及焦虑影响体验的其他方式。我们还从思维、行动、存在框架的角度提出了许多策略，来帮助我们从极端焦虑与恐惧中重拾生活的控制权。

把这些单独的策略结合起来运用，效果会很好，例如，在我们进行暴露练习时，练习接纳那些让自己感到恐惧的结果，并检验我们对事情如何发展的预测。通过遵循系统的暴露计划，我们就可以将自己战胜恐惧的决心转化为真正的进步。

当你准备好面对恐惧时，以下是你开启行动的方式：

1. 为你的恐惧制定一个CBT图表，识别与之相关的想法、情绪与行为，还有它们之间的关系。

2. 找出恐惧以哪种微妙的、不易觉察的方式影响着你。

3. 从思维、行动和存在分类中选择一些策略，在接下来的日子里进行练习。

4. 如果你有一些特定的、适合于进行暴露疗法的恐惧，就从第一步开始，并将计划执行到底。

5. 在面对恐惧的挑战和自我照顾之间找到平衡。善待自己，有利于你完成整个过程。

第九章　保持冷静：应对
过度的愤怒

Chapter　Nine

愤怒，无论结果如何都会是一种强烈的情绪体验。在本章中，我们将对那些造成问题的愤怒情绪及其有效的应对方式进行探讨。

艾伦在等待电话接通时，无意间从镜中瞥见了自己的样子，不由得惊住了。只见他面红耳赤，满脸愤怒，他觉得自己很可笑。"我看上去像个疯子。"他暗自思忖。艾伦的考验开始于45分钟之前，当他打电话要求退掉先前预订的商品时。他在自动提示语音下尝试了几次，每次都是系统将他置于等待状态，在等待几分钟后电话断线。接通了人工客服时，他已经大怒了。

在艾伦抱怨打进电话的困难时，电话那头的声音听起来并不怎么有同情心。当艾伦表明了自己的换货要求时，接线员向他叙述公司政策："很遗憾，退换货期限一律为14天。"艾伦克制着情绪试图解释所发生的状况：自己是在14天期限后才收到货品，他最近搬家了，没有登记更新地址……客户代表以令人气愤的平静回复艾伦："先生，更新地址是顾客的义务。"

艾伦怒气冲冲地回答："给我找个没有听力问题的人接听。"

"稍等一下，帮您接通。"5分钟的音乐声后，艾伦的电话又断线了，他尽力克制想把电话摔到墙上的冲动。20分钟后，他又与电话那头的接线员重复了相似的一段对话，最后怒不可遏地要求"与一位把客户服务当回事的人通话"。

我们都曾体验过令人气愤的情况，可能是与客户服务代表、顾客、朋友、伴侣、父母、孩子、老板，也可能是与陌生人。当我们合理地发泄掉愤怒，愤怒就可能成为一个助力。然而，过度的愤怒会对我们的健康和关系造成不良的影响。

让我们来探索一下，愤怒是什么？它是如何表达的？然后，我们会介绍一些应对愤怒的方式。

认识愤怒

我们可以用很多词语描述愤怒的体验。烦恼和恼怒指的是程度较轻的愤怒，而暴怒和狂怒就是在描述更强烈的情绪状态了。我们的愤怒状态也会发生改变。当进展不顺利时，我们会感到沮丧；当愤怒夹杂着错误的信念时，我们会被激怒；当我们认定别人大错特错时，我们会义愤填膺。其他关于愤怒的描绘也都有细微的差别：怨恨、怨气、愤愤不平、面色铁青、易怒、发怒、气恼、乖戾、愤慨、生气等等。

这些描述有什么共性呢？它们都在某种程度上包含了一种委屈的感觉。我们会对事情的进展怀有期待，当因某人或某事导致的结果不如我们预期的理想时，我们就可能会气恼。

当事情发展不如所愿时，我们所持有的想法决定了我们感受到的愤怒的程度。在艾伦的客户服务体验中，他产生了这个想法，"这完全是在浪费我的时间"。而在这个有意识的觉察之下是另一个相关的想法，"这些人在浪费我的时间，但他们毫不在乎"。那样的解读使他终于越过理智的边界，变得暴怒。

　　艾伦也想过如何表达自己的愤怒，在愤怒累积的过程中，他开始感到自己需要去惩罚那些交流过程中待他不公的人。"我需要让他们知道，我不是个可以任人摆布的人。"他这样告诉自己。

　　不知不觉中，艾伦的身体产生了一些习惯性的反应。在注意力狭窄地集中于令自己生气的事情时，他的血压和心率都增加了。当交感神经被充分激活以后，艾伦的呼吸也变得急促起来，他更想要战斗，而不是退缩。于是，他准备好发动进攻。

　　我们可以来分解一下愤怒的成分，这样可以更好地认识愤怒，并找到合适的时机去进行干预。在愤怒反应的模型中，愤怒开始于一个触发情境——某些关于自己应该被如何对待的期待被违背了。由此产生的受核心信念（见第五章）驱动的想法，将会引发情绪与身体的反应。这些想法、感受与身体感觉交织在一起，构成了我们对愤怒的主观体验。

　　在这个模型中，我们重点区分了愤怒的体验与表达。体验显然会影响到表达，当然，因为我们只有先体验到愤怒，而后才会去表达它。然而，对于是否要将愤怒化为行动，或者如何去行动，是存在一些选择的。

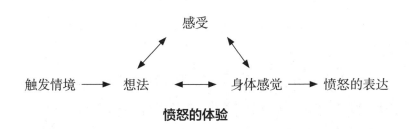

愤怒的体验

例如，当有人在行车中挡住我们的路，我们可能会决定放下自己的不满，而不是去报复。或者我们可能会合理发泄自己的愤怒，小心地保持理智。另外一些时候，我们可能会毫无顾忌地去发泄愤怒，以刻薄的话语，甚至是武力，去攻击我们的愤怒目标。失控的愤怒情绪导致的极端结果可能包括虐待甚至杀人行为。

我们的想法会在很大程度上影响我们对愤怒的表达。如果我们以"如果别人不善待我，我就应该惩罚他们"为信念，就更可能会将愤怒付诸行动。如此的信念会产生自我允许的想法，例如"我们应该教训他们一下"或者"他们罪有应得"这样的想法，从而激发我们的愤怒表达。

愤怒的效用

正如其他情绪一样，愤怒也有一定的功能性。愤怒是一种高能状态，可以赋予我们为自己挺身而出和坚守正义的动力。例如，在我们的街区，市民需要穿越一条繁忙的马路到达操场，而汽车在通过此处的十字路口时总是闯红灯，有几次我们带着孩子在路边等待闯红灯的汽车通过。我所认为的正确的想法——孩子们应该在十字路口安全地过马路——被违背了，由此产生的愤怒促使我联系行政长官，要求在这个十字路口增加更多的安全措施。愤怒可以成为改变现状的极大动力。

愤怒还可以是在他人突破我们底线时给对方的明确信号。当有人情绪激动时，我们通常会予以关注，因此愤怒实际上可以促进沟通。

事实上，愤怒的不充分表达与过分表达一样，都会产生问题。正如我们对焦虑的认识那样，当我们体验到的愤怒带给我们更多的是代价而不是收益时，愤怒就会成为问题。我们可能总在生气，甚至毫无理由。我们也可能会很快就产生一些曲解，进而导致愤怒，例如，有时我们会觉得他人在批评我们，而实际上对方其实并没有这么想。又或许我们在愤怒发作以后很难平静下来，或者以不健康的方式表达了愤怒。

有几种心理状态会导致与愤怒相关的问题。虽然抑郁症最明显的表现是情绪低落，但易激惹也是很常见的症状。易激惹[①]甚至是攻击性，也是PTSD高度觉醒状态的表现之一。GAD中的弥漫性忧虑也会导致易激惹。类似地，患有OCD的个体在感到他人触发了自己的强迫思维或阻碍了自己的强迫行为时，也会产生愤怒。应对那些会促发过度愤怒的可能情境是我们的重要任务。当这些心理状态得到缓解以后，愤怒和易激惹也都会减少。

是什么导致了过度的愤怒

每个人对愤怒的体验与表达在频率和强度上都各不相同，下列心理过程往往与高强度的愤怒相关。

---

① 易激惹：一种反应过度状态，包括烦恼、急躁或愤怒。可见于疲劳、慢性疼痛，或作为情感异常的临床特征，发生于老年性、脑外伤、癫痫和情感性精神障碍。

选择性注意

容易愤怒的人往往关注那些触发愤怒的事情。例如，他们可能会很关注其他司机的挑衅行为，或者关注伴侣说的可能带有批评的话。我们越多地注意这些事情，就越可能感到愤怒。

偏见思维

正如第五章所说，在触发情境中，我们的想法被核心信念所驱使。我们越是把他人的行为看作是带有敌意的、自私自利的，或其他不友善甚至恶意的态度，就越会体验到愤怒。

思维反刍

我们很容易陷入头脑中那些使自己愤怒的想法之中，反复思考它们。我们还会回放那些令人沮丧的互动，不断地问自己，对方怎么能如此不公平地对待自己，甚至创造剧本，在头脑中演绎可能根本不会发生的令人恼火的争执。沉湎于那些有关愤怒的回忆与心境，只会激发我们的愤怒。

应对愤怒，需要预先防控

愤怒并不会突然发作，它们都会有征兆。我们经常在愤怒过后，才明白导致自己愤怒的一连串事件的前因后果。这些事件就像干柴，只需要一个火花，便可以点燃愤怒的火焰。通过练习，我们就可以看到事件的整体，并在失控前发现预警信号。一旦我们看到了自己所面临的局面，就可以使用适合自己的策略：采取有助益的思维模式，以几个深呼吸降低自己的情绪唤起，给予自己足够的时间去降低压力感，还可以采用本章提到的其他技术。虽然有时我们无法避免愤怒发作，但我们可以尽可能提前计划阻断愤怒的爆发回路。

应对过度愤怒的策略

　　愤怒一般都受情绪驱动，迅速发作。我们常常用脾气暴躁或鲁莽性急来形容一个生气的人，一股怒气涌上心头后，他们就不由自主地发动了进攻。我们需要一些能让自己慢下来的方法，平静下来，让自己找到机会有选择地应对愤怒。

　　任何一个化解愤怒的策略都好似让你稳稳地坐在司机的位置上，而不是被情绪劫持。这里列出的技术仍然是按照我们熟悉的方式分类——思维（认知）、行动（行为）和存在（正念）策略。

思维（认知）策略

- **了解你的触发点。** 在很多人心中，都存在一些持续挑战我们耐心的人或情境。举一些常见的例子——在你开车时，时间紧迫时，或者和爱人对某些话题各持己见时。许多应对愤怒的策略都需要我们预先了解那些可能会激怒自己的事物，请你拿出一些时间，写下这些触发点。
- **谨记过度愤怒的代价。** 当你愤怒时，你很容易忽视放任自己沉溺其中所付出的代价。愤怒让你付出了什么代价，促使你想去努力应对它呢？愤怒如何影响了你内心的平静呢？又如何影响到了你最亲密的关系？还有你的职业生涯？

- **检验你的想法**。应用第四章的技术，识别并检验那些与愤怒相关的想法。找出可能会促发你愤怒的思维错误。是否存在其他一些信念或解释，更合乎情理，也不那么令人愤怒呢？

地下室的灯又没关。瑞克大声地责备着："这些孩子永远都不记得关灯。"他带着愤怒思考着，而后又意识到——这只是本周第二次而已。瑞克仍然想要他的孩子们每次都记得关灯，但他在检验了自己的想法后，变得不那么生气了。

在我们的理智被愤怒压倒，情绪最激烈的时候，让自己改变想法是不现实的。在那些时刻，我们需要做的仅仅是，注意到那些掠过脑海的想法，并在冷静下来时评估它们。

- **质疑你的"应该"信念**。有一个词，它经常出现在那些诱发愤怒的想法中。这个词就是，"应该"：

"这不应该如此困难。"

"他们应该更好地待我。"

"这些司机应该开快点。"

这些"应该"通常反映了我们思维中的错误，尽管我们可能更喜欢某种结果，但实际上并没有什么准则要求我们不能违背。检验我们的违背感，可以减少一些不必要的愤怒。

- **说服自己**。练习与自己交谈，就像对待一个心烦意乱的朋友那样。在你开始陷入情绪中时，对自己说一些能够鼓励自己冷静下来的词或短语。下面是一些例子：

"放轻松。"

"冷静点。"

"深呼吸。"

"无需在意。"

- **觉察那些陷入愤怒想法的时刻。** 我们甚至在没有任何现实持续的刺激下，而仅仅通过在头脑中反复回放那些让自己沮丧的事情，就可以使自己怒火中烧。以这种方式对愤怒进行思维反刍，会出现一些想象中的交谈，它们让我们感到难过，甚至会因为一些想象出来的互动，让我们愤怒不已！正念练习可以很好地帮助我们脱离这些思维反刍。（见第六章）

- **你有更大的目标要完成。** 愤怒使我们将注意力狭窄地集中于愤怒目标上，使得我们忘记了自己更大的目标。例如，在我们对孩子失望时，就可能会忽略与孩子感情的培养。写下愤怒在哪些方面阻碍了我们的目标。每当愤怒升起时，要记得提醒自己什么才是真正重要的东西。

- **质疑你对他人行为的解释。** 我们倾向于在犯错时寻找外部原因来为自己的过失辩解。而他人犯错时，我们会将原因归于对方自身。例如，我过去常常因为其他夜间开车的司机不开车灯而生气，我认为他们一定都是傻瓜。直到某天晚上，我自己忘开车灯，并且毫无觉察地一路开到目的地。我意识到我们都会犯错，从那时起，我不再对这些司机生气了。

当你发现自己把他人的错误归因于对方的品格时，问问自己是否存在一个更友善、更准确的解释呢？也许那个挡你路的司机正在电话里和医生谈论他生病的孩子，而并不是他"有问题"，我们对他人行为的归因会极大地影响到自己的愤怒程度。

- **质疑你那些"必须"的假设。**愤怒可能会产生势在必行的紧迫感："我要教训一下那个司机""我的孩子不能跟我顶嘴""你必须承认我是对的"。这些想法迫使我们采取一些行动，而这些行动很快会让我们后悔，因为除很少的特例外，这些想法都有夸大的倾向。例如，我可能确实想让你承认我是对的，但如果你不承认，生活还会继续。正念接纳（见第六章）很适合在这个时候使用。

- **质疑愤怒回应的有用性。**无论是从情绪本身，还是从它所引发的行动来看，愤怒都显得很有道理。例如，大多数想要报复其他驾驶者的司机都会说，他们那么做是想教会那些司机提高驾驶技术。这样有用吗？我们没有现存的证据来直接回答这个问题，但请你思考一下：你是否曾经因为一个开车人对你愤怒的行为，而决定做个更好的司机呢？记住这一点，提防那种认为愤怒地攻击是个好办法的想法。

行 动（行 为）策 略

我们的愤怒体验与表达还取决于行为方式，你可以考虑采取下面这些帮你应对愤怒的行动。

保持睡眠充足。据我在宾夕法尼亚大学的同事的研究证明，睡眠不足会降低我们对一些小挫败的包容能力，还会降低我们的自我控制力，增加敌意甚至是暴力的风险。关于睡眠问题，请参见第十章。

留意身体上的其他不舒适状态。我们的身体状态对我们的烦躁不安和愤怒情绪都有着很大的影响。在我们饥饿、痛苦，或存在其他方面不舒适感觉的时候，我们会更不容易控制愤怒。就个人而言，我有无数次在做饭的时候情绪变得暴躁，而没意识到当时自己已经热得大汗淋漓了。有些时候，只是简单地脱掉毛衣，就会产生奇妙的作用。我们越是注意自己的身体健康状况，越不容易陷入功能不良的愤怒情绪当中。

给自己留出足够的时间。当我们要迟到时，我们往往会很有压力，变得没有耐心——在事情变得不如所愿时，这就完全成了愤怒爆发的导火线。给自己足够的时间，做你需要完成的事情，可以防止你产生不必要的压力与愤怒。

在必要的时候暂停争论。绝大多数争论都不需要立即解决。如果你发现争斗在升级，或者快要控制不住自己，就要设法中断讨论，直到自己冷静下来。愤怒可能会告诉我们，我们需要现在解决问题，但你可以问问自己——你曾经因为冷静下来处理争端而后悔，还是因为在情绪最激烈时继续争论而后悔呢？

及时且明确地提出你的需求。当其他人做了妨碍我们需求达成的事情时，我们中许多人不是选择被动忍耐，就是攻击对方。强压于我们心头的怒火会形成压力，终将在某一刻爆发。

马丁躺在床上听着邻居家嘈杂的音乐，这是本周第四个被吵得无法入睡的夜晚。最终，他忍无可忍，匆匆穿上睡袍和拖鞋，走到邻居家门口敲门。当邻居终于把门打开的时候，马丁开始对他大吼大叫。

如果可以在事情发生之初进行处理，我们就可以更有效地应对需求被违背的情境，而不是积聚问题，任沮丧与怨恨不断累积。

存在（正念）策略

当你情绪激烈、难以正常思考时，正念的力量难以估量，愤怒试图让我们冲动地行动。艾伦·贝克博士提出，我们可以将愤怒重新定义为命令我们不要行动的信号，因为我们很可能将会对在愤怒中采取的行动感到后悔，尽管盛怒之下我们有完全不同的想法。通常，我们在生气时最好的选择就是无为。存在策略这部分，我已经介绍过一些放松策略，从严格意义上说，可能它们算不上正念策略，但还是和正念的方法有很多共性。

- **聚焦于当下，从对愤怒的反刍中解脱出来**。正如先前讨论的那样，对我们所难过的事情进行思维反刍，只会使愤怒延续。然而，要从这些反复出现的想法中跳出来，其实并不容易。我们可以通过将注意力集中于任何正在做的事情来与当下联结，而不是活在头脑中。例如，如果我们正在做饭，则可以集中注意力于切菜的感觉、煎炒的声音、洋葱和蒜的味道，等等。请参见第六章，学习更多关于日常生活中正念的内容。

- **练习接纳**。我们的很多愤怒都起源于自己的信念——事情不应该如此。正念觉知使我们放下这些评价，不对自己不喜欢的结果抱怨，而是对发生的事情保持开放，这个练习对减少怨恨性的思维反刍是很有帮助的。

- **发现你的愤怒**。通过正念练习，我们会对自己的愤怒想法、感受和行为更有觉察。例如，我们可能会发现，在准备和伴侣谈论一个困难的议题时，我们会感到紧张，并处于战斗状态。这种觉察力给予我们机会，在愤怒导致我们做出令自己后悔的事情之前应对它。

- **了解你的模式**。正念有助于我们提高对某些会引起自己愤怒的时刻或情境的觉察。

吉恩发现自己经常在晚饭后变得易怒和不耐烦，他对家人发脾气，而且会很快感到沮丧。通过让自己跳出自动导航模式，他可以在这些敏感的时刻使用情绪应对策略了。

- **识别你的原发情绪**。愤怒通常都来自于其他情绪。例如，我们可能在感到受伤或被拒绝时以愤怒进行回应，而愤怒在某种程度上来说，可能让我们感觉更舒服。或许恐惧激发我们进行攻击，正如当一个开车人差点造成交通事故时，我们的恐惧反应会迅速变成怒火。时常留意在你的愤怒背后是否隐藏着别的情绪。一旦我们可以觉察出导致愤怒的感受，就可以及时对情绪源进行处理，而不是迷失于愤怒之中。

- **放松**。愤怒是一个紧张的状态，身体放松可以平息愤怒。我们需要在愤怒的时候简单地提醒自己放松，同时深呼吸，这样可以减少我们的紧张。在我们并没有被愤怒控制的时候，练习深度放松也是有帮助的，通过不断训练，我们能够在遇到困难情绪时自动地放下这些紧张。

- **带着愤怒情绪保持呼吸**。我们不是必须要对愤怒做出反应，相反，我们可以学着去包容。通过带着愤怒情绪保持呼吸，我们可以对愤怒体验敞开心扉，让愤怒顺其自然地如波浪般上升、到达顶点、而后下降。正念呼吸会启动你的副交感神经系统，而副交感神经系统可以平息你的战逃反应。

● **观察你的愤怒**。我们可以通过成为自己体验的观察者，从愤怒情绪中后退一步以便看到更大的局面，而不是将全部注意力聚焦使人愤怒的情境，对自己的反应保持观察，就像看着它们从眼前经过一样。当我们如此观察自己的愤怒反应，我们就会逐渐意识到，我们可以不受想法和感受的控制而采取行动。

应对愤怒的冥想练习

以下针对身体和呼吸的练习，可以帮助我们应对自己未化解的愤怒。如果你是个冥想新手，请在练习之前，参阅前面的"冥想练习介绍"。

1. 在一个安静的不被打扰的地方坐好，如果可以的话，请闭上眼睛。给自己一些时间，安顿于此刻，并在练习中尽量将注意力聚焦当下。

2. 感受身体放松下来的感觉。从脚趾依次向上直到头部，注意每个部位出现的感觉，留意气息被吸入和呼出身体的感觉。

3. 回想引发你愤怒情绪的情境，尽量生动地想象它们，并对由此产生的情绪保持开放。

4. 留意身体对愤怒的表达——例如，收紧的下巴，脖子后部的紧张感，或者胃部的郁结。

5. 呼吸的同时，觉察情绪在身体中的表现。慈悲地看待自己的体验，就像你对待情绪那样，为体验腾出空间，允许它如其所是地存在。注意不要抗拒感受，或是因为自己的反应而批评自己。

6. 同时，让自己对情绪保持觉察，而不是彻底陷入其中。练习成为自己体验的见证者。如果你发现自己很难保持观察者的视角，这也不成问题。只要你不深陷其中，你或许都感觉不到愤怒，甚至还会因为有效应对了愤怒而感觉很好。

7. 无论何时，只要你感受到自己被愤怒压倒，温柔地将注意力聚焦呼吸，直到被愤怒控制的感觉渐渐放松。

8. 在呼吸的同时，继续觉察身体的感觉，留意情绪反应随时间发生的变化。当情绪强度减轻时，将注意力拉回到呼吸，然后睁开眼睛。在进入下一项活动之前，对自己的感受进行觉察。

本章小结与家庭作业

　　失控的愤怒会引发冲突、敌意，甚至是暴力。在这一章，我们探究了引起过度愤怒的原因，并介绍了一些应对它的方法。请记住这一点，我们的目标不是将愤怒驱逐出自己的生活，而是学习控制愤怒。以下是本章中需要我们练习的内容：

　　1. 把那些使你愤怒的特定情境整理成一张图表，增进你对自己愤怒体验的了解。

　　2. 用思维记录表，捕捉和检验你针对特定情境的愤怒想法。

　　3. 开始注意那些你要去应对愤怒的情境。

　　4. 从思维、行动和存在策略列表中，选择一两个技术进行练习。

　　5. 写下每个技术对你是否有效，还可以根据需要加入一些新的技术。

　　时常回顾你的策略列表，将那些能让你有效应对愤怒的方法了然于心。

第十章　善待你自己

Chapter　Ten

到目前为止，我们已经介绍了认知、行为和正念技术的基本原理，看到这些方法如何帮助我们处理强烈的情绪。在本章中，我们将探讨在身、心、灵三个方面进行自我照顾的实用方法。

当闹钟响起时，约翰表情痛苦地醒来。"你必须开始早点上床睡觉。"他一边揉着眼睛坐起来一边自言自语。迅速地冲了个澡之后，约翰匆忙冲了一杯咖啡，抓起一片冷冻的华夫饼，一边狼吞虎咽一边想着这一天满满的工作安排。把餐具放进水池里之后，他打起精神准备面对早高峰。

开车的时候，他一边收听电台新闻了解时事，一边担心今天的工作会出什么差错。

一上午出乎意料的顺利，到中午约翰觉得饿了，于是准备休息一下；然而，当同事邀请他一起去熟食店吃午餐时，约翰觉得自己工作没完成好，不应该出去吃午饭。于是他从自动售货机里随便选了些零食，就着含咖啡因和糖分的苏打水在自己的办公桌前吃完了这些东西。那天下午他又3次从自动售货机里取食物和饮料，一次因为饥饿取了花生黄油饼干，一次拿了M&M巧克力豆以缓解无聊感和焦虑感，还有一次是在下午晚些时候喝了一罐健怡可乐提神以度过16：00的状态低迷期。

经历一天当中第二次令人身心俱疲的通勤之后，约翰想在晚饭前去健身房，但不确定是否还有精力。他最终选择在家边看电视边吃头天剩下的比萨饼，搭配从冰箱里取出的两罐啤酒，之后又吃了一品脱冰激凌。

大约午夜时分，约翰开始在电视机前打盹。因为他最近睡眠一直不好，所以他努力让自己在上楼回卧房的过程中不要清醒过来。然而事与愿违，他的头一挨着枕头，整个人就完全醒了过来。"明天肯定是废人一个。"他一边这样想一边努力让自己入睡。

辗转反侧一个小时以后，约翰重新打开电视帮自己入睡。第二天早上闹钟响的时候，电视依然开着，当约翰意识到这才刚刚星期二时，他内心对起床上班充满抗拒。"你不能再继续这样下去了。"他对自己说。

约翰陷入一种消耗能量和破坏心境的行为模式。正如下图所示，他的习惯影响着他的心境和精力，而低落的心境和能量的匮乏又反过来维持了他的习惯。

习　惯

能　量

心　境

例如，服用咖啡因影响了约翰的睡眠，这使他没有精力和动力进行锻炼。而缺乏运动对提升心境或能量水平无益，这导致他白天继续依赖咖啡提神，而晚上靠酒精减压助眠。除了这些不良习惯之外，约翰还每次都在事后责备自己。

假设约翰有一位人生导师指导他这样生活，我们会怎么想？我们一定会认为这是一位糟糕的导师，引导他维持这些坏习惯，我们甚至怀疑这位导师是否真的关心约翰。然而事实就是，约翰扮演着他自己的导师，按照他自己的指令在生活。

让我们看看，有哪些自我照顾的重要方法能帮助我们改善情绪和实现目标。

睡眠的重要性

我们需要充足的睡眠使自己处于最佳状态。令人遗憾的是，在美国有几百万成年人正在遭受失眠的困扰，他们或者没有给自己足够的睡眠时间，或者患有失眠症。

你需要多少睡眠

我们中的大多数人都听说过每晚8小时睡眠的说法，然而事实并没有那么简单。根据美国国家睡眠基金会的最新指南，大多数成年人需要每晚7—9小时睡眠时间（老年人需要7—8小时），少数人实际只需要6个小时。

如何计算出自己所需的睡眠时间？追踪两周你的睡眠情况，记下上床时间和起床时间。减去晚上在床上清醒的时间，包括入睡前、半夜以及起床以前。根据每晚得出的时间数，你就可以算出你的平均睡眠时间。

举例来说，假如你22∶30上床，06∶30起床，那么你在床上的时间是8个小时。你上床10分钟后睡着，一般夜里醒来20分钟左右，之后继续入睡直到06：30被闹钟叫醒。你的当晚总共睡眠时间为8小时减30分钟，即7.5小时。

如果你在白天常常感到困乏，但并不存在能解释该状况的身体问题（如，睡眠呼吸暂停综合征），很可能你需要更多睡眠。如果你每次醒来都相对感觉轻松，并且在白天不会感觉非常困倦（不需要依赖咖啡因或其他刺激性物质维持清醒），很可能你已经获得了足够多的睡眠。

睡眠不足引起的问题

睡眠不足几乎会损害到我们生活的各个方面：心境、精力、注意力、关系、工作表现、驾驶能力，及其他方面。尽管如此，依然有无数男人和女人宁可服用刺激性物质克服困倦而无视因缺乏睡眠可能要付出的代价。睡眠很难成为我们优先考虑的事情，因为我们睡觉时什么也不干，就好像时间被浪费了。跟朋友出去玩儿、完成更多工作、看喜爱的电视节目，有数不完的活动与我们争夺睡眠时间。

然而，睡觉时我们并不是真的处于完全静止的状态。尽管我们的躯体静止不动，大脑却处于忙碌的工作状态，因此，适量的睡眠能够提升学习效率和记忆力。睡眠还能促进身体康复，而睡眠剥夺已被证明会提高人体内炎症因子的水平，剥夺自己的睡眠时间也就是在伤害自己。

如果你想获得更多睡眠，但又纠结于是否应该把睡眠当作最优先考虑的事情，想想你可能会对一位好友说什么？你会如何运用认知行为疗法的工具来帮助那位朋友？像处理其他任务一样，我们会根据计划起床时间和所需睡眠时数来确定上床时间。为了养成习惯，我们还可以设置闹钟提醒。第七章介绍的许多练习都适用于应对睡前拖延的问题。

当开始感受到充足的睡眠所带来的回报时，你将更有动力继续重视睡眠。你可能会发现，你在白天更加敏锐，也更有效率，从而弥补了因睡眠增加而减少的活动时间。

如何修复混乱的睡眠周期

如果你的问题并不是不能按时就寝，而是长时间无法入睡怎么办？如果你一直入睡困难或早醒，那你可能患有失眠症，而在美国，有上百万成年人和你一样正遭受失眠的困扰。失眠常常始于原因明确的睡眠中断，可能我们正在服用干扰睡眠的药物，或者因为工作压力导致我们夜不能寐。

可以理解的是，我们会试图通过早早上床来补偿我们失去的睡眠，或在一夜糟糕的睡眠之后睡个懒觉，或打个盹儿。不幸的是，这样做往往适得其反。比如，早上睡懒觉很可能会导致当晚入睡困难，而躺在床上睡不着会引起睡眠焦虑，进而加重失眠。结果，即使原先的问题（如工作压力）已经得到解决，睡眠问题却可能依然持续。

慢性失眠的最佳疗法是认知行为疗法（CBT-I）。失眠症的认知行为疗法指南包括以下睡眠训练：

- 每天同一时刻上床和起床。
- 卧床时间仅为满足实际睡眠需要。

- 将卧床仅仅当作睡觉的地方（性生活除外），以此强化床与睡眠的联系。

- 如果入睡困难，应离开床铺，以此消除床与因无法入睡而引发的焦虑之间的消极联系。

- 挑战关于睡眠的无益想法（如，灾难化第二天因睡眠不好带来的后果）。

- 睡前做放松练习以缓解常常伴随失眠的紧张感和焦虑感。

- 练习正念觉察和接纳以减轻关于睡眠的担忧，放下强迫自己入睡的意图。

- 遵循其他促进睡眠质量的方法，如限制咖啡因摄入（尤其在午后），卧室环境安静，温度及光线适宜。

- 在一般情况下白天避免小睡，因为这可能会影响夜间睡眠质量。

- 睡前进行一些放松活动，作为提示身体和大脑准备睡觉的信号（如，温柔地伸展，消遣性阅读，或喝一杯花草茶）。

如果你长期睡眠质量低下，这一周你是否愿意尝试指南中介绍的某些方法？在日志本上写下你的计划。

滋养你的身体和大脑

众所周知，我们摄入的食物会影响我们的身体健康。例如，食用大量糖分容易引发肥胖和造成相关健康问题，比如2型糖尿病。我们体内的血糖水平会出现先急剧升高，而后骤然下降的情况，导致低能量和对糖分的渴求，从而维持了这样一个循环。

越来越多的证据表明饮食对心理和情绪同样具有很大的影响，由此产生了一个新的心理健康领域——营养精神病学/心理学。

饮食与心理健康

虽然有不同的对心理健康有益的膳食营养建议，但倡导食用轻加工食品的主张却是一致的，特别是各种各样的蔬菜、水果、坚果、豆类、全麦、鱼和健康脂肪，如橄榄油。应限制或避免的食物包括深加工食品、精制糖、快餐食品和反式脂肪（如，氢化油，亦称植物奶油、植物黄油、植脂末）。

这些基于过去10年研究的建议类似"地中海饮食"，研究表明，饮食习惯对心理健康有显著影响。例如，2009年《英国精神病学杂志》（*British Journal of Psychiatry*）上的一篇研究显示，在5年之内，饮食中大量含有加工食品引发抑郁的概率提高58%。其他研究显示，饮食结构对造成焦虑障碍有相似作用。

基于这些关联，第一项此类研究使用了地中海式饮食加鱼油补充剂作为治疗抑郁的方法。结果显示，相比在控制条件下，膳食结构的变化导致个体情绪的较大改善，被试3个月后抑郁症状平均减少将近50%，该状况持续6个月。

除了养生价值，地中海饮食的优势之一和诱人之处在于它并不过分严格的饮食限制。食谱包括各种各样的水果与蔬菜、足够的能满足口腹之欲的健康脂肪类食物，以及丰富的蛋白质。

研究者们试图明确膳食如何影响我们的心理健康，一个关键性因素似乎是炎症。比如，一项研究发现，摄入含有大量诱发身体炎症反应的食物会将导致抑郁的概率提高两倍多。有趣的是，这一关联或许只适用于女性，而男性遵照相同的膳食指南却反应良好。

"一个人的饮食结构中包含的水果、蔬菜、健康脂肪、坚果和鱼越丰富，而加工食品很少（地中海式饮食），则越能免遭心理障碍的侵扰。"

——茱莉亚·鲁克里吉、邦妮·卡普兰

健康饮食的挑战

既然健康饮食有这么重要的好处，为什么还是有那么多人不遵守健康的饮食原则呢？很大一部分原因是不够便利。想想本章开头提到的约翰。当有时间压力时，吃诸如冷冻华夫饼和自动售货机零食这样的方便食品就容易多了。当你急匆匆地赶到火车站，忙碌之中需要找点儿吃的，有无数简单快捷却不那么健康的食品供你选择。这种情况同样发生在家里：想吃得好需要提前准备，比如挑选食谱，列出购物清单，去食杂店买食材，还要学习如何烹饪，如果之前不知道怎么做的话。与此相反，选择深加工食品就像打开一个包裹那样容易。

方便食品中含有的脂肪、糖分和盐分往往是高度强化的组合，带给你三倍味觉满足感的同时，损害着你的身体健康。如果我们试图吃得健康，需要面对许多挑战，健康食物往往由各种我们并不熟悉和念不出名字的材料制成，看起来很乏味，不具备色香味的诱惑。假如你下决心要改善饮食，就制订一个能帮助目标达成的计划。开启自己的计划吧，鉴于健康的膳食结构不仅有益于身心健康，还具有延年益寿的功效，绝对值得我们付出努力去为自己投资。

让身体动起来

持续而有规律的运动也同良好的饮食习惯一样，是保持健康不可或缺的因素。运动对身体的好处广为人知，研究表明，运动对心理状态也具有积极影响，可帮助治疗诸如焦虑、抑郁、饮食障碍、物质使用障碍和慢性疼痛，以及神经系统退行性疾病，如阿尔茨海默病。大多数对运动效果的研究都是针对抑郁情绪的，结果均显示锻炼对改善抑郁有很大的帮助。无论是有氧运动（如跑步）还是无氧运动（如举重）都能促进心理健康。

运动的益处

运动的好处体现在许多方面，包括：

- 改善睡眠，从而帮助促进心理健康。

- 释放体内自然的"快乐"物质——内啡肽。

- 获得运动以及健康状况提升后的成就感。

- 摆脱不健康的思维模式，如陷入思维反刍。

- 增加脑部血流量。

- 提高执行能力，如组织能力和专注力。

- 促进与其他健身者的社会交往。

- 增加户外活动时间（如适用），参见"走出户外"中关于置身大自然的部分。

如何迈出第一步

如果你已经准备好要利用运动带来的诸多益处，按照第三章行为激活的步骤开始实施你的计划：

1. 首先，确定锻炼身体对你的重要性。比如，你想通过运动获得愉悦感还是把它当作一种自我照顾的方式？

2. 找到你喜欢的活动，即使有些可能算不上是"体育锻炼"。这些活动或许包括和朋友一起散步、打网球，或者参加舞蹈课，等等。你越享受一个活动，坚持的动力就越足。

3. 规划运动的具体时间并写在日历上。循序渐进，不要因为目标给自己造成太大的压力。

经过仔细规划，你可以将有规律的体育锻炼融入日常生活，从而享受运动带来的健康和快乐。

压力管理

任何要求我们在身体、心理或情绪层面投入资源的事物都会产生一定程度的压力，使得压力在生活中不可避免。和处理情绪一样，我们的目标并不是消灭生活中的压力，而是学习如何有效地管理压力。匈牙利内分泌学家汉斯·塞尔耶在其具有开创性的研究工作中揭示，无论面对何种压力源，人们具有一种共同的应激反应。无论是被鳄鱼追逐还是公开演讲，交感神经系统都会发挥作用，帮助我们迎接挑战。

"从一个相当简单的层面上来理解，当你的大脑皮层认为一个抽象的负性想法如同一个身体压力一样真实，并试图说服大脑其他部分时，抑郁就产生了。"

——罗伯特·萨伯斯,《斑马为什么不得胃溃疡》(*Why Zebras Don't Get Ulcers*)

塞尔耶发现，我们具有很好的应付短时压力的能力：我们的身体做出反应，应对情境，副交感神经系统使我们放松，恢复到基础水平。然而，当压力持续存在，我们的身体和大脑就会变得疲惫不堪。

长期压力造成的累积效应包括免疫系统功能受损、消化和心脏问题以及心理疾病。除此之外，慢性应激使我们在这种持续的高度紧张状态下无法享受生活。

管理压力的第一步是觉察。只需以一颗好奇的心去觉察你如何回应压力，对你的体验保持开放的态度。例如：

- 你是否咬紧了牙关？
- 你是否有胃部收紧的感觉？
- 你是否感到肩颈紧张？
- 你的呼吸质量如何？
- 你产生了哪些想法？

通过练习，我们能够敏锐地觉察到压力的影响如何体现在我们的身体和头脑中，然后我们可以开始学习如何放下。正念的修习（见第六章）对缓解压力很有助益。

应对生活中各种压力的有效方法包括：

- 减少不必要的压力（如，避开制造压力的人）。

- 当体力和精力已经透支时，学会说"不"。

- 放松对自己死板且不切实际的要求（如，我今天必须完成这个项目）。

- 把注意力聚焦在此时此刻正在发生的事。

- 慢呼吸。

- 练习冥想。

- 有规律地进行体育锻炼。

- 渐进式肌肉放松训练。

- 日常工作间隙注意休息放松。

- 休假。

- 保证工作日和周末工作以外的休息时间。

- 挑战关于"你应该做什么"的无益想法。

- 抽出时间做一些让你感到放松和享受的事情，如阅读或泡个热水澡。

渐进式肌肉放松训练

按照以下步骤达到深度放松状态。

1. 找到一个不会被打扰的安静空间，将手机静音。

2. 坐在椅子上，双腿向前伸出，脚跟接触地面，必要时调整姿势使身体舒适，可以闭上眼睛。

3. 从足部开始依次向上，交替收紧和放松身体的主肌群，每个部位保持几秒钟中等强度的肌张力。然后缓慢放松，注意体会从紧张到松弛的差异。持续放松30秒到60秒，然后进行下一肌肉群的收紧和放松练习。

可按以下顺序进行练习：

小腿：一次一条腿，脚趾顺着胫骨向身体方向回拉，造成紧绷感。

大腿：一次一条腿，弯曲大腿，收紧大腿前侧的四头肌。

臀部：收紧臀部肌肉。

腹部：收缩腹肌，把肚脐拉向脊柱。

胸部：深吸气，使胸部扩张并保持，呼气时放松。

上臂：一次一条手臂，收紧上臂肌肉。

前臂：一次一条手臂，握紧拳头并向手肘方向弯曲，紧张感贯穿手、手腕和前臂。

脖颈和上背部：耸肩，使肩膀靠近耳朵。

面部和头皮：眉毛上扬的同时紧闭双眼（做这个练习时也许需要摘掉隐形眼镜）。

4. 放松肌肉时做几个缓慢的深呼吸，让你的身体进入到一种深度放松的状态。

5. 将注意力放在呼吸上。体会吸气和呼气的感觉。伴随每次呼气，在心里默念一个与放松有关的词（如，"安宁""平静""呼吸"等），继续在每一次呼气时默念这个词，持续3分钟到5分钟。

6. 缓慢地将意识拉回到当下。开始活动你的脚趾和手指。准备好以后，睁开眼睛，留意你的感觉！

7. 每天至少按这个顺序练习一次（两次比较理想）。

8. 随着时间推移，当你越来越熟练于释放紧张感，此时可以缩短练习时间。比如，两条腿或两条手臂可同时进行，或只针对想训练的肌肉群进行练习。

通过呼气的同时默念一个与放松有关的词来达到深度放松，你会训练大脑和身体在此刻进入一种松弛状态。当你开始感到紧张和压力的时候，做一个深呼吸，呼气时默念你的放松词，感受渐进式肌肉放松法带给你的助益。

在这个鼓励争分夺秒、兢兢业业的世界，花时间放松似乎成了一件奢侈的事情。然而，放松并不是浪费时间，也不应该被视作奢侈的享受。为自己的健康幸福投资，会使你做事更有效率，并且为人更加随和，令人愉快。

接触真实的世界

近十年来，科技渗透到我们生活的各个领域。你或许跟我一样记得那个没有智能手机（甚至没有手机）、笔记本电脑、社交媒体和电子邮件的时代，这些科技产品的出现给我们带来许许多多的便利，如快速分享观点、与世界各地的人们轻松便捷地联络。

与此同时，科技的普及也带来潜在的消极面，许多研究已经开始关注各种科技产品对人类幸福感的影响。研究发现：

- 用脸书越多的人久而久之越不快乐，对生活的满意度也越低。
- 在社交媒体帖子上，看到其他人比自己更快乐或更成功，使人们自尊降低，焦虑与嫉妒增加。
- 在家更多使用智能手机与更多工作和家庭冲突相关。

- 更多时间使用科技产品与精力耗竭相关。

- 在卧室更多使用科技产品与睡眠质量下降相关。

科技产品可能使人高度成瘾，因此很容易陷入过度使用模式。如果你和爱人在一起时，对方一直在玩手机，你会直接了解到科技的侵入对你们关系的潜在危害。而且，即使我们觉得其他人不断使用手机使人气恼，我们自己也可能有同样的行为。

花一些时间思考你与手机和其他屏幕设备的关系，并在接下来的几天里留意你使用手机和平板电脑的频率。虽然在智能手机上，或许全世界都在等着我们，然而另一方面，如果我们不离开屏幕的话，什么也不会改变。或许你应该考虑增加投入于现实生活的时间。例如：

- 当你想脱离手机休息片刻时，开启手机"免打扰"功能。

- 间或把手机留在家中。

- 关闭"消息通知"，这样你的手机就不会提示你去进行互动。

- 进餐时间不使用手机等科技产品。

- 增加使用社交媒体的难度（如，从智能手机上卸载相关应用软件）。

- 将应用软件数量减至最少，因为每一个应用都增加了你使用手机的理由。

- 将智能手机换成传统手机，我知道这个选项听起来有些极端，但自从3年前我这样做以后，我获得了更多解脱与自由。

走出户外

走出户外对我们的健康有好处。例如，生活在"更加绿色"的社区环境与更好的心理健康状况相关。伊恩·阿尔科克与其合作者的一项研究发现，那些搬到绿化更好的地区生活的人们随后在心理健康方面都获得改善，并在3年追踪调查期内维持。绿色社区的有利影响部分来自个体走出户外进行休闲娱乐活动的能力，公园等绿色地带也为邻里之间提供了见面互动的场所，促进社会交往。

身处非人类建造的自然环境中似乎还有一个直接益处，比如，在树林中徒步，我们可以享受周围大自然的美好，甚至可能产生一种精神上的连接感。亲近自然还能使我们从拥挤的交通、各种广告和娱乐信息的轰炸，以及对具有潜在威胁性的人的自动戒备中暂时解脱出来。

"那些凝视地球之美的人会找到持续一生的力量储备。在大自然反反复复的循环中，有一种具有无限治愈力的东西——它保证黑夜过后是黎明，冬天过后是春天。"

——瑞秋·卡森

来自实验室研究的证据也表明，观看自然景色会激活副交感神经系统，帮助个体从应激状态下恢复。相关研究数据也显示，相比在城市地区走路，在自然环境中散步会减少思维反刍，大脑与沉思有关的区域的活动水平下降。

简而言之，我们有充分的理由花时间享受自然环境。现在你计划去哪里体验大自然带给你的满足感，释放压力呢？

服务他人

自我照顾绝非自私自利，我们自己状态越好，能给予他人的越多。反之亦然，我们为他人做的越多，自我感觉越好。的确，研究表明，找到帮助人的意义能使焦虑和抑郁症状得到缓解。

为何帮助他人本质上是服务自身呢？这个领域的研究者们提出了几个可能的解释：

- 关注他人能分散我们对自身痛苦的注意力。

- 帮助他人使我们产生意义感和使命感。

- 亲社会行为可能引起体内催产素的释放，增加信任与社会交往。

- 利他行为具有某种内在益处，可能刺激多巴胺的释放。

- 与他人接触可能降低我们压力反应系统的活性。

服务他人有多种方式：

- 当他人痛苦挣扎时表示支持。

- 当他人犯错时，以悲悯之心回应。

- 请朋友吃午饭。

- 分担伙伴的压力，使他们的生活轻松一些。

- 开车时礼让其他司机。

- 用心倾听他人。

- 赞美他人。

- 自愿贡献时间帮助那些不幸的人。

- 尽力帮助他人，哪怕对方很可能永远无法给予回报。

- 捐赠我们不需要的物品给那些需要的人。

- 帮助邻居打扫庭院。

- 为需要的人准备餐食。

- 为我们认为有意义的慈善组织捐款。

- 去医院探望我们认识的病人。

帮助他人不仅使我们快乐，还具有感染力。我们的助人行为也会因他人的友善回应而倍增快乐。本周你能做些什么去点亮他人（和你自己）的生活？或许你可以现在就开始。

感恩

我们的大脑擅长注意生活中的负面信息，而忽略积极方面。然而，当我们留意到生活中好的一面并心怀感恩时，我们常常会发现快乐其实比想象的要容易得到。

感恩能带来广泛的积极效果，包括提升心情、降低患抑郁风险、缓解压力、提高生活满意度，以及改善关系等。这些效果甚至通过简单、短期的感恩训练即可获得。

例如，一个研究团队要求参加者写下他们想感恩的事物或者最近在生活中遇到的困难。感恩练习使参加者产生更多正面情绪、更积极的人生观，以及对未来更乐观的态度。

感恩还使我们更有可能帮助他人，甚至愿意付出自身代价。当我们意识到自己的充盈时，就更乐意与他人分享。

我们的注意力系统对变化更加敏感，而对那些我们一直拥有的东西却视而不见。当我们决定要练习感恩时，常常会惊奇地发现我们其实拥有那么多值得感恩的东西，它们也许是：

- 每晚属于你自己的一张床
- 生活中关爱你的人
- 身上穿的衣物
- 充满生机的地球
- 温暖地球、促使万物生长的太阳
- 滋养你的身体、为你提供能量的食物
- 电、自来水和气候变迁
- 交通工具
- 相对安全的社区
- 体内向每一个细胞输送氧气并且排出二氧化碳的肺
- 一个带给你各种体验的大脑
- 一颗泵血的心脏
- 你的五官感觉

这张单子可以继续列下去，那些我们常常忽略或视为理所当然的事物，直到我们意识到有可能会失去它们。多少次我们在生病过后感叹，仅仅是能健康地活着就是多么棒的事情，我们甚至可以在困境当中发现值得感恩的事物。举个例子，我们可能因为得在半夜带孩子去看急诊而感到忧心忡忡，但却可以感谢医疗机构提供24小时接诊服务。在此需要提醒的是，谨慎敦促那些正在经受艰辛困苦的人进行感恩练习。他们很容易会感到这样做没有意义，或是无视他们所遭受的痛苦。

练习感恩的方法很多，诸如：

- 每天记下你想感谢的事物（睡前做甚至有助于提高睡眠质量）。
- 花几分钟回想你想感谢的事物。
- 向生活中的一个人用语言表达感谢。
- 通过写信向某人表达谢意。
- 做感恩冥想练习。

最近的研究显示，当感觉情绪低落时向他人表达感谢比单纯的反思更有效果，或许是应对抑郁最有效的办法。现在开始花上一些时间想想生命中有哪些值得感恩的方面。

本章小结与家庭作业

我们总是会有一个这样的潜在朋友——总是用鼓励的语气跟我们说话，称赞我们的成功，当我们沮丧时给予支持，带我们体验美好的事物，给我们机会发挥优势，并以关爱的方式挑战我们。不幸的是，我们常常扮演自己的敌人，很容易苛责自己，难以原谅自己，逃避体育锻炼，剥夺自己的睡眠，吃垃圾食品，忽视生活中的乐趣。

通过本章介绍的练习，你将使用一种截然不同的方法：规划你的生活，如同你为所爱之人做的那样。这些计划不仅照顾到你的基本需求，有营养的食物、安稳的睡眠和有规律的运动，还包括管理你不可避免遇到的压力，以及花时间亲近大自然，最后，你能为自己所做的最温暖的事情是练习感恩、回馈他人。

这些做法彼此之间相得益彰。例如，研究发现，地中海生活方式不仅带来饮食方面的益处，还导致个体更多地参与社会和体育活动。另一项研究发现，仅地中海饮食模式就能减少20%抑郁风险，而增加体育活动和社交能减少50%抑郁风险。

你是否已准备好将计划付诸行动？你可以从以下这些步骤开始，首先关注对你最重要的方面：

- 评估你是否待自己像对待一个你所关爱的人，你会以怎样的方式更好地照顾自己？

- 制订并开始实施一个持续而有规律的作息计划，把睡眠作为优先考虑的因素。

本章小结与家庭作业

- 在你的营养计划中进行一个积极改变，比如，每周在家准备几次餐食。

- 增加日常活动，温和地开始，循序渐进地形成习惯。

- 制订一个压力管理计划，包括一个小的每日活动（如，回家路上听放松音乐），大一些的每周活动（如，参加一节瑜伽课），和一个每月活动（如，做一次专业按摩）。

- 每周增加接触自然的时间，如果有可能，将户外活动与社会交往结合起来。

- 在日常点滴小事上服务他人，同时定期参加比较大的社会服务项目（如，每周一次在食物银行做义工）。

- 每晚就寝前写下三件你所感恩的事情。

结语：让生活继续

　　本书介绍了应对困难情绪的方法。首先介绍了认知行为疗法的原则以及如何行之有效，之后介绍了认知行为治疗的三个支点——行为、认知和正念技术——了解这些方法如何帮助应对困扰我们的抑郁、愤怒、焦虑和其他情绪体验。上一章的重点是善待自己，实际上这正是认知行为疗法所要传递的最重要的信息。

　　我邀请你回想一下是什么促使你拿起了这本书？当时发生了什么事让你觉得是时候该做些改变了，回顾你在学习第二章时所设定的初始目标。

　　我希望我在这些章节中所提供的策略在帮你向目标靠近。当你再次检视这些目标时，发现你的努力带来了哪些收获？也许你可以与一位关系密切的人谈谈，看看他/她是否注意到你在运用这本书里介绍的技术后有什么变化。

扎克回忆起自己6个月前有多么抑郁。那时候的他几乎没有一点儿能量和动力，而且非常急躁易怒。他甚至开始问自己应不应该继续活下去，这个念头让他感到惊恐。从那时起，他努力地重拾生活信心，现在他的状况与之前大不相同。

当扎克与妻子丽莎谈起这些变化时，他们一起反思是哪方面的因素所起的作用最大。"自从你又开始见朋友以后，你的确看起来比以前快乐了。"丽莎说。扎克想起最初驱使自己去跟朋友接触是多么困难，而结果又是多么让人开心。

"我知道锻炼也起了很大作用，"他说，他停顿了一下，然后补充道，"我认为最重要的是要记得我是一个不错的人，人们真的喜欢我，我以前竟然相信自己是一个糟糕的人。"

扎克一边与妻子继续讨论，一边记下他想要记住的那些帮助他恢复的关键点。

最重要的事情之一是了解到底是什么帮助了你，我强烈建议你把恢复最好状态所需要的行为和心态写下来。

通过反复训练，许多新的模式会变成第二天性。举例来说，每周几个早晨练习瑜伽或跑步可能会开始成为习惯。然而，有些练习策略可能会没有那么容易坚持，尤其是那些难以安排特定时间去完成的，像练习感恩、在日常活动中关注当下和挑战我们的想法等。

另外，某些情绪挑战使我们不太可能去运用应对策略，尽管我们知道这些工具会对我们有所帮助。比如，伴随抑郁的绝望感可能会让我们觉得做任何事都"毫无意义"，哪怕做了能让我们感觉好点儿，书面计划能让我们比较容易记住我们需要的工具。

扎克倾向于视觉思维，于是他制订了如下的一个整合计划：

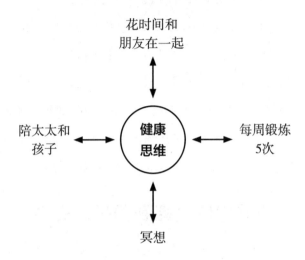

"正念觉察"

扎克认为健康的思维方式是身心健康的核心，并且认识到他的想法是如何促进他做其他有助于康复的事情的意愿。这些活动又反过来强化了他的健康的思维模式。他发现正念丰富了这些活动，于是将正念觉察应用于所有活动。

当你总结那些你认为有用的策略时，思考它们是如何彼此关联的。留意任何你建立起来的"良性循环"，那些积极改变会在循环中彼此强化。例如，运动可以促进健康饮食，而良好的饮食习惯反过来使你更有精力从事运动。

你的书面计划可以是任何形式，无关对错，只是应该包含你需要的关键提醒，并且以一种对你来说合理的方式呈现，以便今后使用时更加有效。

我也希望这本书能成为你需要时可借助的资源。我鼓励你做笔记，在文中做标记和折页脚，以方便你日后回顾。

更重要的是你所获得的个人经验，你找到了对自己最有效的方法，我认为这将是你最棒的资源。我希望你在面对和处理困境时更有信心，因为知识本身已经能够极大地降低我们的痛苦。

除了一份记录有效方法的书面计划之外，我还建议你有一个容易记住的短语或口号提醒你采用有效工具来应对困难情绪。我喜欢"思维，行动，存在"，因为它代表认知行为疗法的主要策略。你可以采用这个，或想出一个能提醒你过去成功经验的属于你自己的提示语。

如果你依然感到困扰怎么办

假如你并没有按照自己所希望的那样向着目标进步，你将有几个选择：

- **考虑你是否走在正确的轨道上——有些许进步——只是需要做更多努力**。如果是这种情况，继续做到目前为止对你有帮助的事情，并考虑增加其他策略，要想明显好转需要时间和持续地练习。

- **或者，这本书并不是最适合你的**。也许你的担忧主要是由婚姻冲突引起的，需要通过夫妻治疗来解决，或许你需要另外得到治疗师的直接指导。无论是什么情况，我都鼓励你继续寻求你需要的帮助。你可以找相关的治疗师，同时也可以查看一些相关的书籍与网络资源。

- **任何时候如果你发现困扰加重，而不是减轻，请立即寻求专**

业帮助。你可以要求你的初级保健医生帮助你做心理咨询转诊。如果你认为自己可能会对自身或他人造成危险，请前往最近的急诊室或拨打急救电话。

接下来该做什么

如果你对已经取得的进步感到满意，那接下来该做什么呢？首先，我鼓励你享受成功的喜悦。当生活艰难的时候，坚持下去需要勇气和决心，而为了更好地生活，学会新的技能可不是一件小事。

如果你感觉在迈向目标的过程中进步显著，我希望你不要限制自己。当最糟糕的情况已经成为过去，我们有资格憧憬更富有活力的状态。你可能会为自己设立什么样的新目标？或许你在考虑换一份新工作，或者你想要改善家庭生活。

即使你接受当下的状态，也请记住成长是一个持续的过程，我们可以不断地丰富我们的体验。为什么只是满足得过且过呢？你可以利用正确的思维、正确的行动和正念觉知构建你想要的生活，而不仅仅是修补破损的部分。

保持良好状态

当我们状态好转时，往往就会松懈下来，不再为获得幸福感进行投资。我强烈建议你抵制这种倾向，继续做那些对你有助益的事情，现在就应该考虑什么对你很重要并且值得坚持下去。我还建议你提前想到你将要规避的潜在困难，本着认知行为治疗的精神，我们可以预先计划如何应对未来的挑战性情境。

扎克知道即将到来的冬天白昼变短，这会影响他参与锻炼和社交的积极性。随着秋天白天越来越短，他开始为自己制订过冬计划，比如参加室内游泳和安排与朋友的见面时间。

他还跟丽莎谈起他的冬季计划，这样她就能支持他的努力，而他也会有一些责任，有一个计划缓解了他关于冬日岁月的担忧。

如果没有充分的准备，在你自己的生活中会出现什么情况导致退步？花一些时间写下你的应对方案。

最后一点想法

最后，希望你们可以记住：

首先，你值得被照顾。我们的社会在极大程度上认为，自我照顾是一种自我放纵的奢侈享受，而事实上，这不仅对自身的幸福至关重要，还能够有益于生活中的其他人。

根据那些原则，我希望你的身边有关爱你的人陪伴，他们能使你展现出最好的自己，从而滋养你的亲密关系。几乎没有什么比人际关系质量对一个人的幸福感影响更大，良好的关系能够支撑你度过生活中的任何困境。

无论你正在经历什么，尽力照顾到其他人。就像自我照顾不等于自私一样，服务他人也不等同于自我牺牲，相反，能够极大程度地帮助我们摆脱情绪困扰。

最后，记得常怀有感恩之心，这是你能为自己做的最仁慈的事情之一。提醒自己你所拥有的一切，即使这些还远远不够完美。心存感激并不是要否认问题的存在，但却可以减轻困扰的程度。

感谢你们花时间阅读这本书。不要放弃，继续运用你的头脑、行动和正念觉察，成长为更好的自己。祝你们在成长的道路上收获健康与喜悦！

致 谢

很多人都为本书的完成，做出了相应的贡献。首先我想感谢的是我的父母，查尔斯和卡洛琳·吉利汗，感谢他们养育我们五兄弟所付出的一切。当我从家中搬出，成立我自己的小家庭时，我才明白，在面对生活的起起伏伏中，成为一个有爱心、尽职尽责的家长，需要付出如此多的努力。此外，我还要感谢我的兄弟们——杨德、默为德、蒂姆和查理——我们之间的联结，为我的生活带来了巨大的影响。

我最初的临床训练开启于乔治华盛顿大学，很荣幸由雷蒙德·帕西博士教授我第一门课。在这17年来，我一直受益于他的智慧和幽默。在我研究生学习期间，里奇·兰捷博士引导我走入了人类发展学领域，帮助我找到自己的方向，使我不断进步成长。

宾夕法尼亚大学的CBT训练有着良好的业界声誉，所以我选择到那里完成博士的学习。感谢宾夕法尼亚大学才能卓著的全体教员，是你们让我拥有了比想象更加美好的学习经历。

戴安娜·珊布莱博士（循证心理治疗的负责人）作为临床训练主管，让我的整个经历变得丰富多彩。

梅丽莎·亨特博士，将循证评估技能传授于我，这是我将继续应用的基本技能。

艾伦·戈德斯坦博士，我的第一个治疗督导，让我认识到CBT可以既有效又温情。

罗伯·德卢比斯博士，我太着迷于他的认知治疗督导了，所以我完成了3次他的实习科目，同时努力在我做督导的过程中应用他的方法。

玛莎·法拉，我的杰出的论文指导老师，让我的学习经历收获颇丰，我一直受益于她的友善与引导。

此外，我要感谢津戴尔·塞加尔博士，正念认知治疗的先锋。他对临床环境下正念应用的介绍，让我在整个研究生学习期间都获益匪浅。

艾丽莎·库什纳博士，在我的第一份教职工作中，帮我深化了正念应用的知识。她在正念治疗焦虑症上给了我很多指导，使我逐渐发展成为认知行为疗法第三浪潮的治疗师。

埃德娜·福阿博士，我从她那里学到了各种有效的暴露治疗法，更学到了如何在创作中言之有物。在我离开科研学术工作以后，我将她带给我的拓展领域知识的热情应用到了新工作中。

从那时起，我幸运地成为一个有力量、有能力的临床治疗师群体的一员，这群体里包括了与我多次合作的：

德尔斯·瑞克·萨默斯、大卫·斯坦曼、唐纳德·塔瓦科里、佩斯·达科特、马特·凯泽、德瓦尼·沙、凯瑟琳·瑞利、特里萨·萨里斯和马德琳·韦泽（她为我的孩子提供了明星儿科医生般的照管），还有很多没有列出的朋友。

很感谢以下心理学家朋友们的支持与合作：

德尔斯·露西·富康布里奇、杰西·苏、大卫·尤斯科、史蒂芬·查奥、米奇·格林、马克·坦南鲍姆、艾利略·迦尔森、凯瑟琳·达尔斯加德，等等。

在和下面这些朋友的友谊中，我也获益匪浅，他们是：

睡眠专家杰夫·艾伦博根博士、精神病学家马特·赫福德博士、泰德·布罗金博士、健康与减重专家阿里亚·坎贝尔·丹尼什。

感谢健康专家詹姆斯·凯莱博士，他的关于CBT在身心健康的作用的讨论很有启发性。更要感谢他的是，那无数个与之一同跑步的清晨，很怀念那段日子。

我持续受益于科里·菲尔德的专业知识与建议。

感谢卡里斯托传媒出色的编辑——娜娜·K.图马斯，谢谢你给了我这个再度合作的机会。

在过去的20年中，我有机会为许许多多勇敢寻求帮助的男男女女治疗。感谢你们允许我成为你们那段旅途的同行者——我在那些经历中所学到的内容都体现在了本书中。

最后，我要把最深的谢意献给我的妻子玛西亚和我们的三个孩子。感谢你们，在我做每件事时带给我源源不断的爱与灵感，与你们共历生活之旅是我最大的幸运。

关于作者

赛思·吉利汗，著名心理学家，宾夕法尼亚大学精神病学系临床助理教授。吉利汗博士撰写了超过40篇期刊论文，并完成了这些内容的书籍：CBT在焦虑症和抑郁症治疗的效果，CBT如何应用，以及脑成像技术在精神疾病研究中的应用。

他是《重新训练你的大脑：7周认知行为疗法》一书的作者，并与雅内·辛格合作完成了《克服强迫症：你的恢复之旅》一书。

吉利汗博士在宾夕法尼亚的哈弗福德进行临床治疗，它擅长焦虑症、抑郁症和相关疾病的CBT与正念干预。他和妻子还有三个孩子生活在费城郊外。

想要了解更多关于吉利汗博士的内容，请在http://sethgillihan.com.网站获取更多信息。